Glukokortikoide
bei ausgewählten Indikationen
Gastroenterologie – Neurologie –
Rheumatologie

Mit freundlicher Empfehlung

SCHERING

Glukokortikoide bei ausgewählten Indikationen

Gastroenterologie – Neurologie – Rheumatologie

Glukokortikoid-Symposium
15.–17. November 1991 in Berlin

Herausgeber:
Horst L. Fehm
Brigitte Lorenz

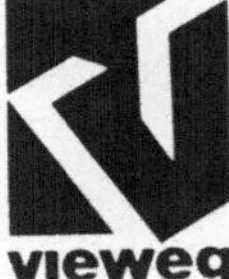

CIP-Titelaufnahme der Deutschen Bibliothek

Glukokortikoide bei ausgewählten Indikationen:
Gastroenterologie - Neurologie - Rheumatologie · Glukokortikoid-Symposium
15. – 17. November 1991 in Berlin / Horst Fehm; Brigitte Lorenz (Hrsg.). - Braunschweig; Wiesbaden: Vieweg, 1992

ISBN 978-3-663-01945-9   ISBN 978-3-663-01944-2 (eBook)
DOI 10.1007/978-3-663-01944-2

NE: Fehm, Horst [Hrsg.]

Herausgeber:
Prof. Dr. med. Horst L. Fehm
Abt. für Medizin I
Zentrum für Innere Medizin der Universität
Ratzeburger Allee 160
2400 Lübeck

Dr. med. Brigitte Lorenz
Schering Aktiengesellschaft
Pharma Deutschland Medizin
Postfach 65 03 11
1000 Berlin 65

Der Verlag Vieweg ist ein Unternehmen der Verlagsgruppe Bertelsmann International.

Konzeption und Realisation: Jürgen Weser, Gütersloh
Herstellung: Gütersloher Druckservice GmbH, Gütersloh

ISBN 978-3-663-01945-9

Inhaltsverzeichnis

Referenten- und Autorenverzeichnis

Prof. Dr. med. P. Berlit, Neurologische Klinik mit Klinischer Neurophysiologie, Alfried Krupp von Bohlen und Halbach Krankenhaus, Alfried-Krupp-Str. 21, 4300 Essen

Prof. Dr. med. U.A. Besinger, Neurologische Abteilung, Kreiskrankenhaus Ammerland, Lange Str. 38, 2910 Westerstede

Dr. med. W. Böhning, Abt. Inn. Medizin/Allergologie, Karl-Hansen-Klinik, Antoniusstr. 19, 4792 Bad Lippspringe

Prof. Dr. med. D. Brackertz, Abt. für Rheumatologie, St. Vincenz- und Elisabeth-Hospital, An der Goldgrube 11, 6500 Mainz

Prof. Dr. med. H. Fehm, Abt. für Medizin I, Zentrum für Innere Medizin der Universität, Ratzeburger Allee 160, 2400 Lübeck

Prof. Dr. med. H. Huchzermeyer, Abt. für Innere Medizin/Hepato-Gastroenterologie, Klinikum Minden, Friedrichstr. 17, 4950 Minden

Dr. med. H. Jäger, KIS – Kuratorium für Immunschwäche, Mozartstr. 3, 8000 München 2

Prof. Dr. med. J. R. Kalden, Medizinische Klinik III mit Poliklinik der Friedrich-Alexander-Universität, Krankenhausstr. 12, 8520 Erlangen

Priv.-Doz. Dr. Dr. med. R. Schlaghecke, Abt. für Endokrinologie und Rheumatologie, Medizinische Klinik und Poliklinik der Heinrich-Heine-Universität, Moorenstr. 5, 4000 Düsseldorf 1

Dr. med. Brigitte Lorenz, Schering Aktiengesellschaft, Pharma Deutschland Medizin, Postfach 65 03 11, 1000 Berlin 65

Einleitung

H. L. Fehm

Am 21. September 1948 wurde zum ersten Mal in der Geschichte der Medizin ein Glukokortikoid, das Cortison, therapeutisch eingesetzt, und zwar bei einer Patientin mit rheumatoider Arthritis. Der Erfolg war ungeheuer, er erinnerte an biblische Wunderheilungen, und entsprechend groß war das Interesse bei Ärzten, Patienten und bei den Medien. In den folgenden Jahren und Jahrzehnten standen über weite Strecken die Nebenwirkungen und unerwünschten Wirkungen - viele davon ebenfalls durchaus dramatisch - im Blickpunkt der Diskussion, aus der die Glukokortikoide als eine Substanzgruppe mit großem und unverzichtbarem therapeutischen Potential hervorgingen. Zwar hat es sich als unmöglich erwiesen, die Nebenwirkungen völlig auszuschalten, aber sie können gering gehalten werden. Selbstverständlich wurden von Anfang an alle Aspekte der Wirkungen und Nebenwirkungen der Glukokortikoide weltweit intensiv erforscht, und vor wenigen Jahren schien es, als sei diese Forschung gewissermaßen abgeschlossen und ein wesentlicher Kenntniszuwachs nicht zu erwarten. Dies wurde schlagartig anders, als sich die Molekularbiologen mit ihren Methoden der Glukokortikoidforschung zuwandten. Als aktueller Höhepunkt dieser Forschung sei die Darstellung der mechanistischen Details der Bindung des Glukokortikoidrezeptor-Dimers an die Doppelhelix der DNA (LUISI BS et al.: Nature 1991; 352: 497) erwähnt. Viele der Vorstellungen über die Wirkungsmechanismen der Glukokortikoide, die vor kurzem noch hypothetisch waren, konnten inzwischen mit diesen Methoden geklärt werden. Somit stellt sich die Frage, ob die neu gewonnenen Erkenntnisse zu einem neuen Verständnis der Glukokortikoidwirkung führen und in welcher Weise diese Erkenntnisse den täglichen Umgang mit dieser Substanzgruppe bei der Behandlung der Patienten beeinflussen. Die Klärung dieser Frage ist eines der Ziele dieses Symposiums.
Ein zweites Ziel ist es, eine Synthese aus den verschiedenen Sichtweisen, die in den einzelnen Disziplinen der Medizin zu Problemen bei der Glukokortikoidtherapie vorherrschen, herzustellen und das vorhandene

Erfahrungspotential zu bündeln. Entsprechend dem ubiquitären Vorkommen von Glukokortikoidrezeptoren in sämtlichen Zellen des Organismus gibt es praktisch keine Disziplin, in der die Glukokortikoidtherapie keine Rolle spielt. In dem vorliegenden Band werden beispielhaft die Bereiche Neurologie, Rheumatologie/Immunologie sowie Gastroenterologie mit den entzündlichen Darmerkrankungen und schließlich AIDS berücksichtigt. Im Zeitalter der zunehmenden „Auffächerung" der Medizin in immer weitere Subspezialitäten und Subdisziplinen sind besonders die Ansätze zu begrüßen, die die Spezialisten wieder zusammenführen und das interdisziplinäre Gespräch fördern. Die Glukokortikoide, deren Wirkungen den gesamten Menschen und alle Teilfunktionen betreffen, sind hervorragend geeignet, den ganzheitlichen und interdisziplinären Charakter der Medizin zu betonen und zu pflegen. Insofern könnte und sollte der vorliegende Band für jeden Arzt lesenswert sein, der sich mit dieser Substanzgruppe auseinandersetzt, aus welcher Richtung er das Problem auch immer betrachten mag.

Vorwort

B. Lorenz

Der vorliegende Band basiert auf Vorträgen, die während eines Gluko-
kortikoid-Symposiums im November 1991 in Berlin gehalten wurden.
Anläßlich dieses Symposiums wurde das Thema „Glukokortikoide"
sowohl von der theoretisch-wissenschaftlichen als auch von der klinischen Seite betrachtet.
Wie Untersuchungen zeigten, können die relativen Rezeptoraffinitäten
in Beziehung zu den Glukokortikoideffekten gebracht werden.
Basierend auf Untersuchungen zur Down-Regulation von Glukokortikoidrezeptoren wurde u. a. über die tatsächliche Notwendigkeit hoher
Glukokortikoiddosierungen diskutiert. Ein weiteres aktuelles Forschungsgebiet, die Interaktion zwischen Glukokortikoiden und den
unterschiedlichen Kompartimenten des Immunsystems, wurde vorgestellt.
Aus dem umfangreichen Indikationsgebiet, in dem Glukokortikoide
zum Einsatz kommen, wurden einige ausgewählte neurologische Krankheitsbilder, u. a. die Multiple Sklerose, herausgegriffen.
Referiert wurde des weiteren über den Einsatz von Glukokortikoiden bei
rheumatischen Erkrankungen und bei entzündlichen Darmerkrankungen. Ein aktuelles Thema war die Frage nach dem Einsatz von Glukokortikoiden bei bestimmten Manifestationen von AIDS.
Unabhängig vom Einsatzgebiet diskutierten die Teilnehmer über die
Möglichkeiten der Minimierung der unerwünschten Wirkungen, insbesondere der Osteoporose, die unter einer Therapie mit Glukokortikoiden auftreten kann.
Fachübergreifend wurden außerdem Erfahrungen zu Dosierungsregi-
men und zur Dauer der Behandlung mit Glukokortikoiden ausge-
tauscht.
Mein Dank geht an die Referenten für die Bereitschaft zur Teilnahme an
dieser Veranstaltung sowie für die Bereitstellung der Manuskripte.

Rezeptoraffinität synthetischer Glukokortikoide

R. Schlaghecke

Die Pharmakotherapie mit Glukokortikoiden wird nahezu in allen Gebieten der Medizin praktiziert, aber auch nach vierzigjähriger Anwendung weiterhin kontrovers diskutiert. Für die sichere Beherrschung dieser Therapieform ist es wichtig, sich deutlich zu machen, daß es sich bei den Glukokortikoiden um ein ubiquitäres Regulationssystem handelt, das spezifische Effekte auf den Kohlenhydrat-, den Lipid-, den Protein- und den Nukleinsäurestoffwechsel ausübt. Dabei gibt es keinerlei Veranlassung, die häufig bezüglich ihres primären molekularen Wirkmechanismus noch gebräuchliche Unterteilung in physiologische und pharmakologische Glukokortikoideffekte aufrecht zu erhalten. Die Einflußnahme der Glukokortikoide, nicht zuletzt auf das Immunsystem des menschlichen Organismus, ist derartig vielgestaltig, daß schon vor längerer Zeit der Versuch unternommen wurde, diese Vielfalt der Glukokortikoidwirkungen durch einen zentralen Überbegriff zu beschreiben. Der bekannteste diesbezügliche Versuch ist die Formulierung von HANS SELYE, der 1946 die Glukokortikoideffekte mit dem Begriff „Increased Resistance to Stress" umschrieb [1].

Tatsächlich steigt Cortisol, das wichtigste körpereigene menschliche Glukokortikoid, unter Streßbedingungen im Blut an. Nach neueren Vorstellungen ist die physiologische Bedeutung des streßinduzierten Glukokortikoidanstieges aber weniger als Schutzmechanismus gegen den Streßverursacher, sondern als Schutzmechanismus gegen die körpereigene Abwehrreaktion, die durch einen Streß ausgelöst wird, zu sehen [2]. Gewährleistet wird diese Glukokortikoidfunktion durch eine Blockade körpereigener Abwehrmechanismen, wodurch eine überschießende Reaktion und damit eine selbstgefährdende Abweichung von einem Gleichgewicht vermieden wird. Die Wirkung endogener, aber auch synthetischer Glukokortikoide ist in diesem Sinne zu verstehen. Diese suppressive Wirkung der Glukokortikoide im Sinne einer Mediatorenkontrolle scheint ein verbreitetes Prinzip zu sein, das mehrere Systeme betrifft (Abb. 1).

Hormone und Neuropeptide	Lymphokine und Monokine	Inflammations-vermittler
Insulin	IL-1	Eicosanoide
ADH	IL-2	Bradykinin
CRH	IL-6	5-HT
ACTH	TNF	Histamin
β-Endorphin	GM-CSF	Plasminogen Aktiv.

Abb. 1: Suppressive Glukokortikoideffekte bei der Kontrolle unterschiedlicher Mediatorensysteme (nach [3])

Ausgangspunkt fast jeder Glukokortikoidwirkung ist die Bindung des Glukokortikoids an einen spezifischen Rezeptor der Zielzelle.

Der eindeutige Glukokortikoidrezeptornachweis gelang erstmals 1968 durch die Arbeiten von MUNCK und SCHAUMBURG [4, 5]. Kurze Zeit später berichteten BAXTER und TOMKINS, daß sich Glukokortikoide, die an den Rezeptor gebunden sind, in der Kernfraktion der Zellen akkumulieren [6]. Im Gegensatz dazu wurde der nicht von einem Glukokortikoid besetzte Rezeptor im Zytoplasma nachgewiesen [7]. Der molekulare Wirkungsmechanismus der Glukokortikoide ist dabei dem anderer Steroidhormone sehr ähnlich. Zunächst durchdringen die Glukokortikoide innerhalb weniger Sekunden die periplasmatische Membran, wobei dies offensichtlich durch einen einfachen Diffusionsmechanismus erfolgt. Im Zytosol der Zielzellen befindet sich ein spezifischer Rezeptor, den eine hohe Affinität zum Steroidhormon auszeichnet. In der Folge bildet sich ein Rezeptor-Steroidhormon-Komplex. Es folgt die Aktivierung dieses Rezeptor-Steroidhormon- Komplexes zu einer Form, die eine hohe Affinität zur Desribonukleinsäure (DNA) aufweist. Der aktivierte Komplex tritt im Zellkern mit DNA in Wechselwirkung, und je nach Differenzierungszustand der Zielzelle wird die Transkription spezifischer Gene moduliert.

Die Aminosäuresequenz des Glukokortikoidrezeptors konnte 1985 mit gentechnologischen Methoden aufgeklärt werden. Es handelt sich um ein Protein aus 777 Aminosäuren [8].

Untersuchungen mit polyklonalen und monoklonalen Antikörpern gegen die nicht aktivierte Glukokortikoidrezeptorform sowie eine partielle Proteolyse des Rezeptors lassen unterschiedliche Bezirke des Rezeptormoleküls erkennen (Abb. 2). Am C-terminalen Ende des Glukokortikoidrezeptors ist die Glukokortikoidbindungsregion lokalisiert, an die sich die DNA-Bindungsregion anschließt. Am N-terminalen Ende schließt sich eine 3. Region an, über deren Funktion bis heute wenig bekannt ist.

Bei der Auslösung der Glukokortikoidwirkung ist der Glukokortikoid-rezeptor der eigentliche Informationsvermittler. Das Glukokortikoid ist als allosterischer Ligand anzusehen, der die Aktivierung des Rezeptor-moleküls in die DNA- Bindungsformation fördert. Antagonisten binden zwar an den Rezeptor, bewirken aber keine Rezeptoraktivierung [9]. Aus diesem Modell leiten sich zwei Hypothesen ab.

1. Die Affinität eines Glukokortikoids zum Rezeptor kann als ein Maß seiner intrinsischen Aktivität herangezogen werden.
2. Unterschiedliche Hormonaktivitäten, die über denselben Rezeptor vermittelt werden, sind untrennbar aneinander gekoppelt.

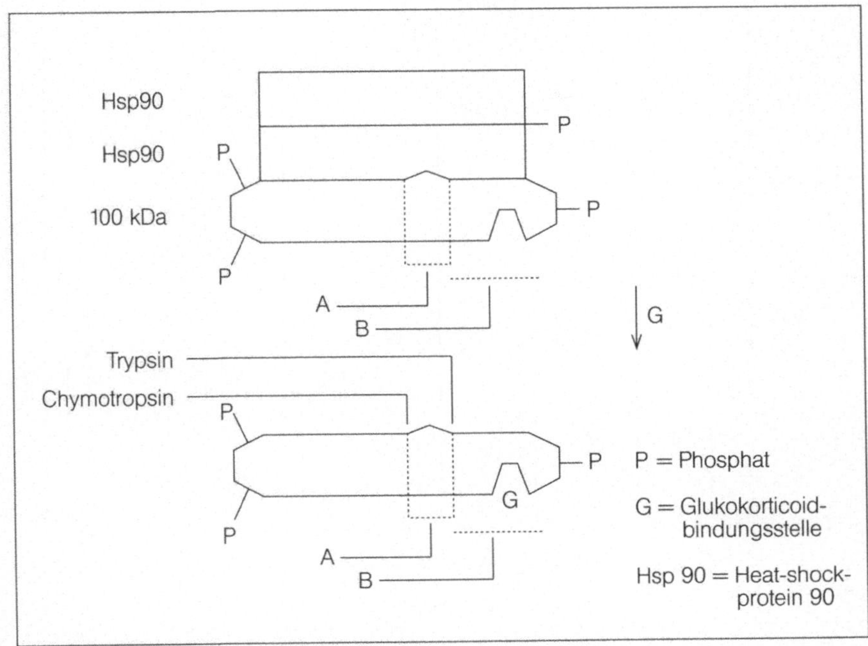

Abb. 2: Glukokortikoidrezeptoraktivierung: Nach Bindung des Gluko-kortikoids wird die DNA-Bindungsregion (A) frei. Glukokorti-koidbindungsregion (B) (nach [3])

Die relative Rezeptoraffinität unterschiedlicher Glukokortikoide läßt sich an frischen Blutzellen bestimmen. So findet sich an mononukleären Leukozyten im Kompetitions-Assay mit radioaktiv markiertem Dexamethason folgende relative Rezeptoraffinität (Abb. 3):

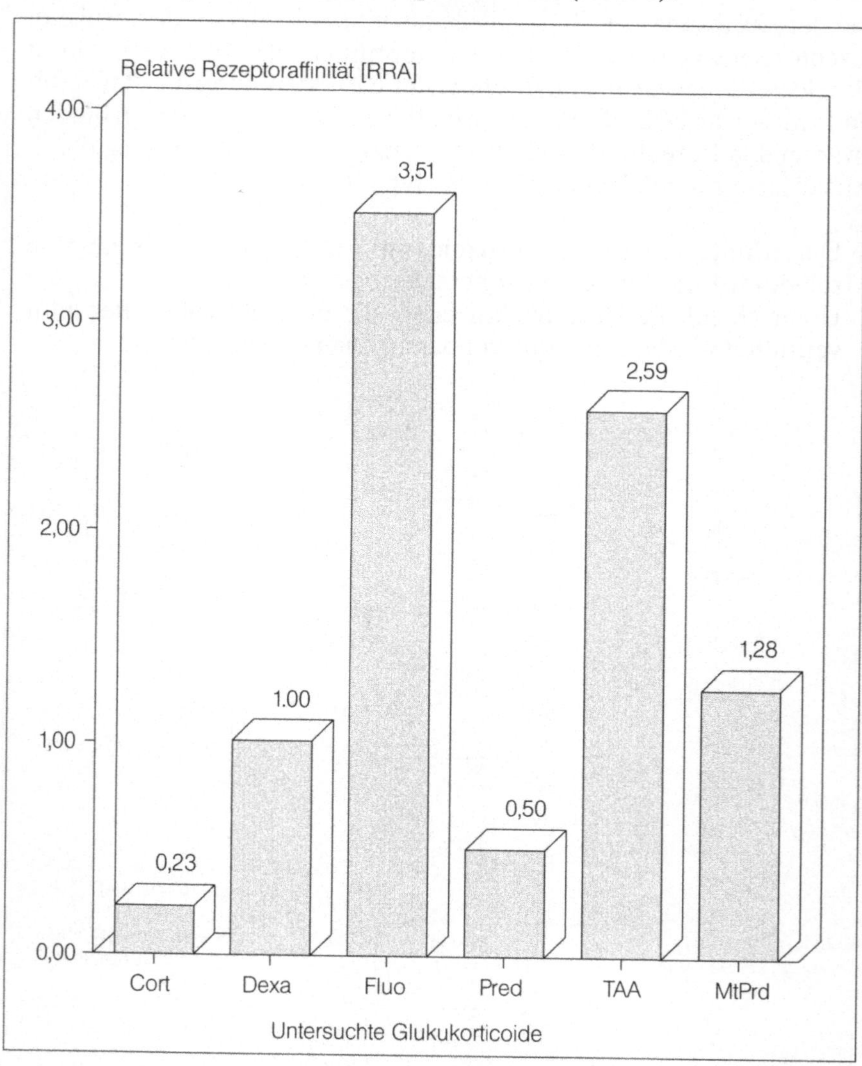

Abb. 3: Relative Rezeptoraffinität (RRA) unterschiedlicher Glukokortikoide bezogen auf Dexamethason

Die gefundenen relativen Rezeptoraffinitäten können auch zu den Glukokortikoideffekten der untersuchten Glukokortikoide in Beziehung gebracht werden. In Abb. 4 ist das Ausmaß der Interleukin-6-Synthesehemmung unterschiedlicher Glukokortikoide an mononukleären Leu-

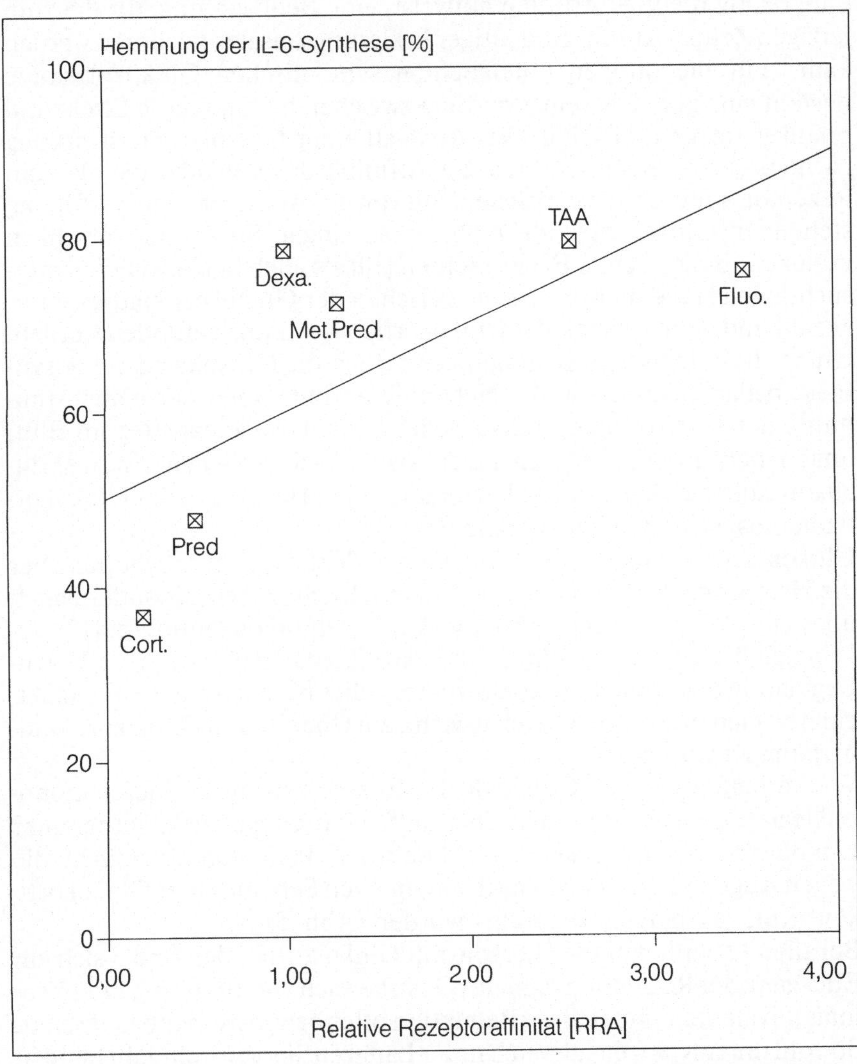

Abb. 4: Das Ausmaß der Interleukin-6-Synthesehemmung durch unterschiedliche Glukokortikoide in bezug auf deren relative Rezeptoraffinität

kozyten zu deren relativer Rezeptoraffinität in Beziehung gesetzt. Substanzen mit größerer biologischer Wirkung sind durch eine höhere Affinität zum Rezeptor charakterisiert. Eine Ausnahme stellt das Dexamethason dar, das als bekanntermaßen hochpotentes Glukokortikoid eine relativ niedrige Affinität aufweist, eine Beobachtung, für die zum jetzigen Zeitpunkt kein eindeutiger Erklärungsansatz angeboten werden kann. Für die übrigen untersuchten synthetischen Glukokortikoide besteht eine gute Übereinstimmung zwischen biologischem Effekt und relativer Rezeptoraffinität. Das Ausmaß einer Glukokortikoidwirkung ist naturgemäß nicht nur von der Affinität des Glukokortikoids zum Rezeptor, sondern ganz entscheidend von der Anzahl der zur Verfügung stehenden Glukokortikoidrezeptoren abhängig. So konnte sowohl in molekularbiologischen Experimenten [10] als auch in klinischen Untersuchungen [11] eine Korrelation zwischen der Glukokortikoidrezeptoranzahl und dem Ausmaß der Glukokortikoidwirkung gefunden werden. Unter physiologischen Bedingungen erfolgt die Glukokortikoidbiosynthese bedarfsadaptiert in der Nebennierenrinde unter der Feinabstimmung der kortikotropen Achse. Jeder Glukokortikoidanstieg im Blut, unabhängig davon, ob es sich um ein synthetisches oder endogenes Glukokortikoid handelt, bewirkt letztendlich eine Hemmung der Glukokortikoidbiosynthese in der Nebennierenrinde.
Glukokortikoide modulieren ihre eigene Wirkung, aber nicht nur über die Hemmung der hypothalamisch-hypophysären Achse, sondern auch über eine Änderung der Glukokortikoidrezeptorkonzentration [12].
Prinzipiell führt ein erhöhtes Glukokortikoidangebot zu einer Down-Regulation des Glukokortikoidrezeptors, dies immer unter dem Aspekt, ein Abweichen aus dem Gleichgewicht, ein Übermaß an Glukokortikoidwirkung zu vermeiden.
Wie verhalten sich nun Glukokortikoidrezeptoren an peripheren mononukleären Leukozyten unter einer laufenden Glukokortikoidtherapie? Um dieser Frage nachzugehen, haben wir 11 Patienten untersucht, die wegen Augenerkrankungen nach einem fixen Schema einer Glukokortikoid-Kurzzeittherapie zugeführt wurden (Abb. 5).
Bei allen Patienten unter Therapie mit Glukokortikoiden findet sich ein Rückgang der Rezeptoranzahl. Im Dosisbereich von 10 - 60 mg Prednisolonäquivalenten findet diese Reduktion offenbar dosisunabhängig statt. Sowohl unter Kurzzeit- als auch unter Langzeittherapie (ein Jahr) sind in dem angeführten Dosisbereich nur noch ca. 40 % der ursprünglich vorhandenen Rezeptoren nachweisbar. Die Reduktion der Glukokortikoidrezeptoren ist nach Beendigung der Glukokortikoidexposition rever-

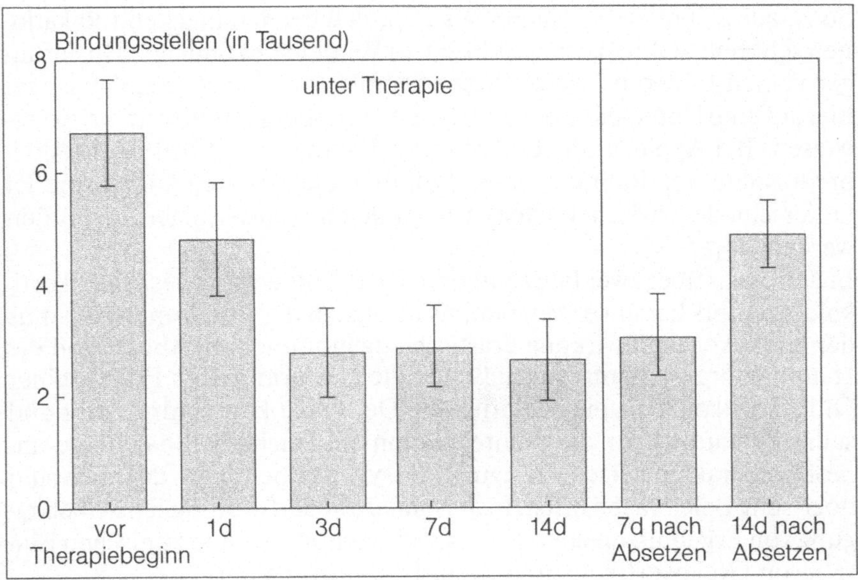

Abb. 5: Down-Regulation des Glukokortikoidrezeptors unter Kurzzeittherapie mit synthetischem Glukokortikoid. Prednisolonäquivalente: 1. - 3. Tag 60 mg, 4. - 6. Tag 50 mg, 7. - 9. Tag 40 mg, 10. - 12. Tag 30 mg, 13. - 15. Tag 20 mg, 15. - 18. Tag 10 mg

sibel. Diese Regeneration ist allerdings ein langsam ablaufender Prozeß und in den vorliegenden Untersuchungen auch nach 14 Tagen noch nicht völlig abgeschlossen.
Unter Glukokortikoidgabe kommt es mit der Down-Regulation der Glukokortikoidrezeptoranzahl auch zu einer Down-Regulation der Glukokortikoidrezeptor-mRNA [13]. Dadurch ist belegt, daß die Glukokortikoidrezeptor-Down-Regulation

1. kein Kunstprodukt durch endogene oder exogene Glukokortikoide ist,
2. ein Nachlassen der Glukokortikoidwirkung zur Folge hat.

Selbstverständlich ist das Phänomen der Down-Regulation auch auf der Postrezeptorebene untersuchbar. Der wichtigste „Postrezeptor-Assay" für den Kliniker ist dabei natürlicherweise die klinische Wirksamkeit einer unterschiedlichen Glukokortikoiddosierung.

So ist aus zahlreichen Studien bekannt, daß bei den meisten Indikationen sehr hohe Glukokortikoiddosen im Vergleich zu üblichen Dosierungen keinen größeren therapeutischen Erfolg erbringen. Exemplarisch sei hier auf eine Untersuchung bei Patienten mit rheumatoider Arthritis verwiesen. Bei Applikation von entweder 100 mg oder 1 000 mg Methylprednisolon im Rahmen einer Stoßtherapie konnten hier keinerlei Unterschiede zwischen den verwendeten Dosierungen gefunden werden [14].

In den etwas über zwei Jahrzehnten seit der Entdeckung des Glukokortikoidrezeptors hat unser Verständnis bezüglich des Primärmechanismus der Glukokortikoidwirkung drastisch zugenommen. In Abb. 6 sind die Hauptfaktoren zusammengefaßt, die die genvermittelten Effekte einer Glukokortikoidtherapie beeinflussen. Der Glukokortikoidrezeptor und seine Bedeutung für die Genregulation sind sicherlich das heute am besten charakterisierte Genregulationssystem überhaupt, dennoch sind noch sehr viele Fragen offen. Insbesondere bedarf die mögliche Übertragung von Ergebnissen der Grundlagenforschung auf den klinischen Einsatz von Glukokortikoiden weiterer Überprüfung.

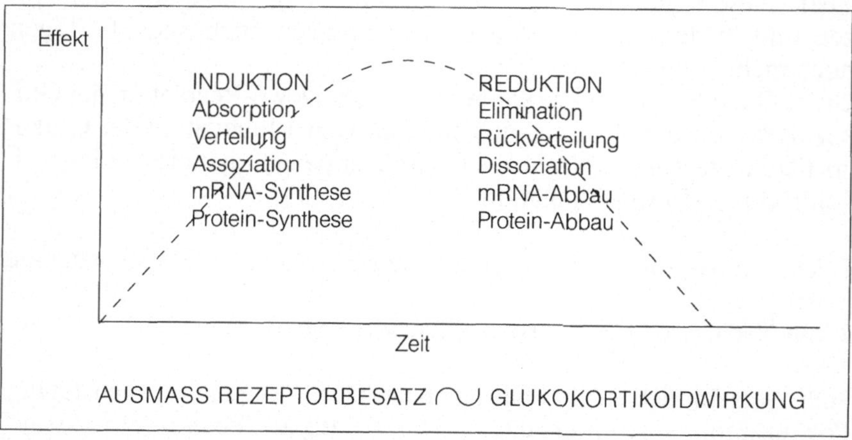

Abb. 6: Schematische Darstellung der Hauptdeterminanten des Zeitverlaufes der Glukokortikoideffekte (nach [15])

Literaturverzeichnis

1 SELYE H. The General Adaptation Syndrome and the Diseases of Adaptation. J Clin Endocrinol 1946; 6: 117.

2 MUNCK A, GUYRE PA, HOLBROCK NJ. Physiological functions of glucocorticoids in stress and their relation to pharmacological actions. Endocr Rev 1984; 5: 25.

3 MUNCK A, MENDEL DB, SMITH LJ, ORTI E.Glucocorticoid Receptors and Actions. Am Rev Respir Dis 1990; 141: 2.

4 MUNCK A, BRINCK-JOHNSON T. Specific and nonspecific physicochemical interactions of glucocorticoids and related steroids with rat thymus cells in vitro. J Biol Chem 1968; 243: 5556.

5 SCHAUMBURG BP, BOJESEN E.Specific and thermodynamic properties of the corticosteroid binding to a receptor of rat thymocytes in vitro. Biochim Biophys Acta 1968; 170: 172.

6 BAXTER JD, TOMKINS GM. The relationship between glucocorticoid binding and tyrosine amino transferase induction in hepatoma tissue culture cells. Proc Natl Acad Sci USA 1970; 65: 709.

7 BAXTER JD, TOMKINS GM. Specific cytoplasmic glucocorticoid hormone receptors in hepatoma tissue culture cells. Proc Natl Acad Sci USA 1971; 68: 932.

8 HOLLENBERG SM, WEINBERGER C, ONG ES, CERELLIG S, ORO A, LEBO R, THOMPSON EB, ROSENFELD MG, EVANS RM. Primary structure and expressions of a functional human glucocorticoid receptor cDNA. Nature 1985; 318: 670.

9 GUSTAFSSON JA, CARLSTEDT-DUKE J, POELLINGER L, ORKET S, WIKSTRÖM AC, BRONNEGARD M, GILLNER M, DONG Y, FUXE K, CINTRA A, HÄRF-STRAND A, AGNATI L. Biochemistry, Molecular Biology, and Physiology of the Glucocorticoid Receptor. Endocr Rev 1987; 8: 185.

10 VANDERBILT JN, MIESFELD R, MALER BA, YAMAMOTO KR. Intracellular Receptor concentration Limits Glucocorticoid- Dependent Enhancer Activity. Mol Cell Endocrinol 1987; 1: 68.

11 TANAKA H, ICHIKAWA Y, A KANA H, HOMMA M. In vivo responsiveness to glucocorticoid correlated with glucocorticoid receptor content in peripheral blood leukocytes in normal humans. Acta Endocrinol 1989; 121: 470.

12 KARLE JM, OLMEDA R, RIDDER WE, PARK AS, NIELSEN CJ. Structure-Activity Relationship of the Preservation and Restoration of Glucocorticoid Receptors in Rat Hepatocytes and Rat Liver Homogenates by Sulfhydryl, Phosphorothioate and Disulfide Compounds. J Steroid Biochem 1989; 33: 503.

13 ORKET S, POELLINGER L, DONG Y, GUSTAFFSON JA. Down-regulation of glucocorticoid mRNA by glucocorticoid hormones and recognition by the receptor of a specific binding sequence within a receptor cDNA clone. Proc Natl Acad Sci USA 1986; 83: 5899.

14 IGELHART IW, SUTTON JD, BENDER JC, SHAW RA, ZIMINSKI CM, HOLT PA, HOCHBERG MC, ZIZIC TM, ENGLE EW, STEVENS MB.Intravenous Pulsed Steroids in Rheumatoid Arthritis: A Comparative Dose Study. J Rheumatol 1990; 17: 159.
15 JUSKO LJ. Corticosteroid Pharmaco-dynamics: Models for a Broad Array of Receptor-Mediated Pharmacologic Effects. J Clin Pharmacol 1990; 30: 303.

Diskussion

Frage:
Ihre Übersicht war außerordentlich instruktiv. Ich hatte nur leichte Zweifel, als Sie direkt von biologischer Wirksamkeit und Ihren Ergebnissen mit den stimulierten Zellen gesprochen haben. Wir haben in all den Jahren gelernt, daß wir bei der Übertragung von Zellinien auf die klinische Wirksamkeit sehr skeptisch sein müssen. Daher meine erste Frage. Bei welchen anderen biologischen Systemen haben Sie das geprüft, und gibt es da ähnliche Ergebnisse? Sind diese über verschiedene biologische Systeme wirklich konstant und auf die Klinik übertragbar?
Meine zweite Frage betrifft die gezeigten Ergebnisse bei der rheumatoiden Arthritis: Niedrigdosis versus Hochdosis. Aus der Klinik sind auch andere Ergebnisse bekannt, etwa beim Querschnittstrauma, bei denen man ein therapeutisches Fenster um zwei Gramm hatte. Bleibt man darunter, nützt es nichts, ist man darüber, hat man auch keinen Effekt. Welche anderen Mechanismen sind dabei noch im Spiel?

Antwort:
Die in unseren Untersuchungen verwendete mitogeninduzierte Lymphozytenaktivierung und -proliferation wird allgemein als in-vitro-Modell der in-vivo-Immunantwort verstanden. Insofern ist der Terminus biologische Wirksamkeit durchaus berechtigt. Selbstverständlich handelt es sich um ein Modell, in dem bestimmte Glukokortikoideffekte auf das Immunsystem untersucht werden, Aussagen über andere Glukokortikoideffekte sind nicht möglich. In der Vergangenheit ist dies leider des öfteren gemacht worden, indem man die biologische Wirkung eines Glukokortikoids mit der unter Glukokortikoidtherapie zu beobachtenden ACTH-Suppression gleichgesetzt hat, was natürlich nicht zulässig ist.
Wir haben Glukokortikoideffekte auf das Immunsystem untersucht. Selbstverständlich können diese Ergebnisse nicht direkt auf die Klinik

übertragen werden, sie können aber wichtige Hinweise für die Klinik liefern.

Arbeitet man mit ultrahohen Dosierungen von Glukokortikoiden, kann man auch unspezifische, nicht rezeptorvermittelte Glukokortikoideffekte erzielen, was bei einzelnen Krankheitsbildern erwünscht sein mag. Für die Behandlung der von Ihnen angesprochenen rheumatoiden Arthritis scheinen diese unspezifischen Glukokortikoideffekte allerdings nicht relevant zu sein, wie der Einsatz unterschiedlicher Dosisregime in der Pulsetherapie gezeigt hat. Bei den überwiegend in der Klinik eingesetzten Glukokortikoiddosierungen ist von rezeptorvermittelten Glukokortikoideffekten auszugehen. Dabei ist die Rezeptoraffinität in den meisten Fällen ein gutes Maß, um die biologische Wirkung zu beschreiben. Eine Ausnahme stellt offensichtlich Dexamethason dar, bei dem die biologischen Effekte in unseren Untersuchungen mit der Dexamethason-Rezeptoraffinität nicht so eindeutig korrelieren.

Frage:
Wie erklären Sie mit Ihrem System der Up- und Down-Regulation zum Beispiel, daß in der Rheumatologie bestimmte Krankheitsbilder, bestimmte Phasen bestimmter rheumatischer Erkrankungen nicht auf eine Steroidtherapie ansprechen, während andere gut ansprechen?

Antwort:
Die Frage ist extrem schwierig, und ich kann sie anhand unserer Rezeptoruntersuchungen nicht beantworten. Unter der Voraussetzung, daß es sich bei dem zu behandelnden Krankheitsbild um eine entzündlich-rheumatische Erkrankung handelt und eine systemische humorale Krankheitsaktivität vorliegt, müßte prinzipiell von einer Wirksamkeit der Glukokortikoide auszugehen sein, wobei es selbstverständlich auch auf eine mit der Krankheitsaktivität korrespondierende Glukokortikoiddosierung ankommt.

Frage:
Herr Schlaghecke, wir sind in der Rheumatologie von der sehr geringen Dosis Prednison beeindruckt, die wir manchmal benötigen, um einen Effekt zu erzielen. Behandelt man mit drei Milligramm, dann ist der Effekt gut, bei zwei Milligramm werden die Knie ganz dick. Die andere Beobachtung bei geringen Dosen über längere Zeit ist, daß Hautnebenwirkungen mit vielen Ekchymosen auftreten, diese sehr starke Hautatro-

phie. Steht das mit den Rezeptoren bei einigen Patienten in Zusammenhang, oder ändert sich die Zahl der Rezeptoren?

Antwort:

Prinzipiell muß man sagen, daß beim Rezeptormodell Wirkung und unerwünschte Wirkung natürlich nicht voneinander zu trennen sind. Man muß also davon ausgehen, daß beides über Rezeptoren vermittelt wird. Sehr viele Wirkungen der Glukokortikoide kann man in diesem Modell zur Zeit noch nicht beschreiben. Bei der Dosierung ist es sicherlich so, daß die morgendliche Gabe geringer Dosen von Glukokortikoiden zentral keine ausgeprägte negative Rückkopplung nach sich zieht, daß also eine endogene Kortisolproduktion weiterhin vorhanden ist. Die niedrigere Dosis Prednisolonäquivalent addiert sich auf, wodurch auch bei sehr, sehr niedrigen Dosen noch ein Effekt vorhanden ist.

Frage:

Sie haben in Ihrem Vortrag Wirkung und Rezeptoraffinität korreliert und gezeigt, daß nach zwei oder drei Tagen die Rezeptorzahl auf etwa 40 % absinkt und auf diesem Plateau bleibt. Sie sagten, daß nach Absetzen innerhalb kurzer Zeit die ursprüngliche Rezeptorzahl wieder erreicht wurde. Bedeutet das, daß Sie auch bei einer kurzfristigen Anwendung ein Ausschleichen empfehlen würden? Ich erinnere mich an eine Empfehlung, die bereits vor 20 Jahren gegeben wurde; unabhängig von der Steroiddosis kann nach zehntägiger Therapiedauer das Kortikoid sofort abgesetzt werden. Meine zweite Frage: Was können Sie zu der alternierenden Therapie sagen, wie sieht es da mit den Rezeptoren aus? Sinken diese dabei auch so stark ab, oder bleiben sie höher? Ist das eventuell die Erklärung dafür, daß man mit einer niedrigeren Dosis auskommt?

Antwort:

Zur alternierenden Therapie kann ich relativ wenig sagen, weil wir den Rezeptorstatus mittels alternierender Therapie nicht untersucht haben. Die Rezeptorzahl wird bei jeder Therapie mit Glukokortikoiden beeinflußt. Bei meinem Beispiel handelt es sich um Patienten aus der Augenklinik in Düsseldorf mit z.B. Iridozyklitis. Dabei kommt es zu einer Reduktion der Rezeptoren auf ca. 40 %. Erstaunlicherweise ist aber trotzdem noch eine Glukokortikoidwirkung vorhanden, sonst würde es dem Patienten nicht besser gehen. Letztendlich kann man auch diskutieren, ob es, wie bei Peptidhormonen, Rezeptoren gibt, sogenannte Spare-

Rezeptoren, also überflüssige Rezeptoren, und dadurch diese 40 % durchaus noch ausreichend sind, um einen Effekt zu vermitteln. Ein Ausschleichen der Therapie auch bei kurzfristiger Anwendung von Glukokortikoiden ist meines Erachtens nicht notwendig und aus unseren Untersuchungen auch nicht ableitbar.

Frage:
Herr Schlaghecke sagte, Lipocortin beeinflusse Phospholipase A2 nicht. Ich bezweifele, ob das richtig ist. Wenn man solche Autoantikörper hat, muß man sich ein ganz anderes Konzept über die Entstehung zulegen. Zumindestens bei der chronischen Polyarthritis ist es faszinierend zu erfahren. Wenn wir Steroide geben, induzieren wir bei bestimmten disponierten Patienten oder bei Patienten, die das entsprechende genetische Material haben, Autoantikörper und machen sie steroidresistent. Man muß sich dann fragen, ob dies überhaupt zu verantworten ist!

Antwort (Fehm):
Wenn die Theorie mit der Phospholipase A2 überhaupt relevant ist, was neuerdings doch recht umstritten ist, dann würden mich diese Autoantikörper nicht stören. Wenn sie da sind, dürften Glukokortikoide nicht wirken. Außerdem kann der Autoantikörper in die Zelle nicht eindringen, solange sie in Ordnung ist, und alles spielt sich wahrscheinlich intrazellulär ab.

Einsatz von Glukokortikoiden in der Neurologie am Beispiel ausgewählter Krankheitsbilder

P. Berlit

Glukokortikoide gehören zu den am häufigsten verwendeten Medikamenten in der klinischen Neurologie. Kortikosteroide werden bei Erkrankungen aller Abschnitte des Nervensystems eingesetzt, vornehmlich bei immunologisch bedingten Krankheitsbildern.

Zu den nicht immunologisch bedingten Erkrankungen, bei denen der Nutzen einer Kortikosteroidtherapie heute als erwiesen gilt, zählen die Behandlung des Hirnödemes bei Tumoren (in der Regel Dexamethason 3 x 8 mg täglich), die hochdosierte Prednisongabe bei spinalem Trauma ohne operationspflichtigen Befund in Computertomographie, Myelographie oder Kernspintomographie, der Einsatz von Prednison beim Cluster-Kopfschmerz (Bing-Horton-Syndrom) und die Behandlung einer Reihe epileptischer Syndrome des Kindesalters [1]. Im folgenden soll auf einzelne immunologisch bedingte neurologische Krankheitsbilder ausführlicher eingegangen werden.

Guillain-Barré-Syndrom und chronische entzündliche (inflammatory) demyelinisierende Polyneuritis (CIDP)

Bei den beiden Krankheitsbildern handelt es sich um eine idiopathische Entzündung des peripheren Nervensystems, bei der eine Autoimmungenese angenommen wird. Beim Guillain-Barré-Syndrom kommt es oft innerhalb weniger Tage, seltener Stunden, zum Auftreten meist symmetrischer Paresen der Beine, häufiger als der Arme, welche von distal aufsteigen und mit Parästhesien und Gefühlsstörungen einhergehen können. Die gefährliche Atmungslähmung bei der Landry Verlaufsform mit Tetraparalyse kündigt sich oft durch eine bilaterale Fazialisparese vom peripheren Typ an; neben der Atmungsinsuffizienz ist der Patient durch schwere Herzrhythmusstörungen im Rahmen einer begleitenden autonomen Neuropathie gefährdet. In typischer Weise zeigt sich bereits frühzeitig neurophysiologisch eine Verlangsamung der Nervenleitgeschwindigkeiten, oft mit einem multifokalen oder proximalen Leitungsblock; meist besteht gleichzeitig eine deutliche Amplitudenreduktion. Macht diese Reduktion der Amplitude des Muskelaktionspotentials weniger als 20 % der Norm aus, so ist mit einer schweren Verlaufsform des Guillain-Barré-Syndroms zu rechnen.

Im Einzelfall ist klinisch nicht vorherzusagen, ob die Erkrankung bis zur Tetraparalyse fortschreiten wird oder aber beispielsweise mit einer Paraparese der Beine mäßigen Ausmaßes die Rückbildung wieder einsetzt. In der Regel beginnt die Rückbildung zwei bis vier Wochen nach Erreichen des Symptommaximums [2]. Neben der klinischen und neurophysiologischen Diagnostik ist die Liquorentnahme mittels Lumbalpunktion diagnostische Methode der Wahl. Hier zeigt sich der typische Befund der zytoalbuminären Dissoziation im Liquor mit hohem Eiweiß und normaler Zellzahl; gelegentlich läßt sich dieser Befund erst im Verlauf dokumentieren.

Die Tatsache, daß sich sowohl der Krankheitsverlauf insgesamt als auch die Zeit einer etwaigen Respiratorpflicht durch die Anwendung einer Plasmaaustauschtherapie verkürzen lassen, spricht für die Annahme einer humoral autoimmunologisch bedingten Genese des Guillain-Barré-Syndroms. In einigen offenen Studien wurde auch ein positiver Effekt einer Glukokortikoidbehandlung mit 500 mg Prednisolonäquivalent täglich über fünf bis zehn Tage berichtet. Als Standardtherapie hat jedoch bei akutem Guillain-Barré-Syndrom die Plasmaseparationsbehandlung oder alternativ die Gabe von 7-S-Immunglobulinen zu gelten.

Bei der chronisch entzündlichen demyelinisierenden Polyneuritis (CIDP) handelt es sich um die chronische Verlaufsform eines Guillain-Barré-Syndroms mit progressiven oder rezidivierenden sensomotorischen Symptomen von seiten des peripheren Nervensystems im Verlauf von zwei Monaten oder mehr. Ebenso wie beim akuten Guillain-Barré-Syndrom liegen oft eine Hypo- oder Areflexie vor; der elektroneurographische Befund ist identisch, und im Liquor besteht die typische zytoalbuminäre Dissoziation. Auch bei der CIDP kann eine intermittierende Plasmaseparationsbehandlung helfen, in der Regel kommen jedoch bei dieser Verlaufsform Kortikosteroide zur Anwendung. Begonnen wird mit der Gabe von 100 mg Prednisonäquivalent täglich für drei bis vier Wochen, danach wird alternierend zunächst jeden zweiten Tag die Dosis um 10 mg wöchentlich bis auf 10 mg reduziert. Hiernach erfolgt dann die Reduktion der hohen Dosis auf etwa 20 mg täglich. Schließlich kann aus der 10 mg-Dosis sehr langsam (innerhalb von sechs Monaten) ausgeschlichen werden; die Dauertherapie mit etwa 20 mg Prednisonäquivalent jeden zweiten Tag ist für zwei Jahre fortzuführen. Bei deutlichen Nebenwirkungen der Kortikosteroide oder nicht ausreichendem Ansprechen auf eine Glukokortikoidmonotherapie kommt als begleitende Dauerbehandlung der Einsatz von Azathioprin in Frage. Neuere Arbeiten sprechen dafür, daß auch bei der CIDP 7-S-Immunglobuline in einer durchschnittlichen Dosis von 400 mg pro kg Körpergewicht helfen [3].

Bei den anderen Formen der Immunneuropathien liegt in der Regel die Indikation zu einer immunsuppressiven Kombinationstherapie vor. So wird die Mononeuritis multiplex, welche sich bevorzugt im Rahmen von rheumatologischen Erkrankungen manifestiert, mit Kortikosteroiden und Cyclophosphamid behandelt. Die paraproteinämische Neuropathie bei benigner Gammopathie, Plasmozytom oder Morbus Waldenström erfordert oft den kombinierten Einsatz von Plasmaseparation, Cyclophosphamid und Kortikosteroiden.

Eine Übersicht über die Therapiemöglichkeiten bei Immunneuropathien gibt Abbildung 1.

	GBS	CIDP	Multiplex	Paraprot.
Kortikosteroide				
Stoßtherapie	(+)	+	+	(+)
Dauerbehdlg.	-	+	(+)	(+)
Azathioprin				
(Dauerbehdlg.)	-	(+)	(+)	(+)
Cyclophosphamid				
(Stoßtherapie)	-	(+)	(+)	+
Methotrexat				
(Dauerbehdlg.)	-	?	(+)	(+)
Ciclosporin A				
(Dauerbehdlg.)	-	(+)	?	?
7-S-Immunglobuline	+	+	-	?
Plasmaseparation	+	+	–	+

Abb. 1: Therapiemöglichkeiten bei Immunneuropathien

Myasthenia gravis und Lambert-Eaton-Syndrom

Bei der Myasthenia gravis führen Autoantikörper gegen den Acetylcholinrezeptor der postsynaptischen Membran zu einer belastungsabhängigen Muskelschwäche. Beim Lambert-Eaton-Syndrom kommt es – oft im Rahmen eines paraneoplastischen Syndroms bei kleinzelligem Bronchialkarzinom – zu einer verminderten Acetylcholinfreisetzung aus den präsynaptischen Vesikeln durch Autoantikörper gegen die spannungsgesteuerten Kalziumkanäle. Die belastungsabhängige Schwäche bei der Myasthenia gravis läßt sich in der Elektromyographie in Form des Dekrementes nach repetitiver Reizung dokumentieren; die Gabe eines Cholinesterasehemmers führt zu vorübergehender Symptombesserung. Für das Lambert-Eaton-Syndrom sind neben einer belastungsabhängigen Muskelschwäche autonome Symptome (z.B. Mundtrockenheit) typisch. In charakteristischer Weise kommt es nach wiederholter Innervation derselben Muskeln zum Phänomen der erneuten Kraftzunahme. Diese sog. Faszilitation läßt sich auch bei repetitiver Reizung im EMG durch einen Amplitudenanstieg nach initialem Dekrement dokumentieren. Während beim Lambert-Eaton-Syndrom die Suche und gegebenenfalls Behandlung eines zugrunde liegenden Malignoms entscheidend ist, stellt die Thymektomie die Therapie der Wahl bei der Myasthenia gravis dar.
Kommt dieser operative Eingriff nicht in Frage oder persistieren myasthenische Symptome trotz erfolgter Thymusexstirpation, so ist die Indikation zur Therapie mit Kortikosteroiden gegeben. Da Glukokortikoide initial die myasthene Schwäche verstärken können, muß die Einstellung auf Kortikosteroide unter stationären Bedingungen erfolgen. Begonnen wird mit einer täglichen Dosis von 60 - 100 mg Prednisonäquivalent über vier Wochen, danach kann vorsichtig um 10 mg wöchentlich reduziert werden, wobei in der Regel, ähnlich wie bei der CIDP, eine alternierende Dauermedikation von 20 - 35 mg Prednisonäquivalent jeden zweiten Tag über zwei Jahre durchgeführt wird. Wenn sich die myasthene Schwäche am kortikosteroidfreien Tag auch durch die additive Gabe von Cholinesterasehemmern nicht abfangen läßt, ist gegebenenfalls eine niedrige Prednisonäquivalentdosis von ca. 5 mg auch an den Zwischentagen angezeigt. Beim Auftreten von Nebenwirkungen der Steroide ist die zusätzliche Gabe des Immunsuppressivums Azathioprin indiziert. Im allgemeinen läßt sich durch eine Kortikosteroidmonotherapie bei 80 - 90 % der Patienten ein positiver Effekt erzielen. Erste neuere Studien an kleineren Kollektiven sprechen dafür, daß möglicherweise

die intermittierende Stoßbehandlung mit 100 mg Prednisonäquivalent einmal pro Woche als Langzeittherapie eine Alternative darstellt [4]. Eine Kombinationsdauerbehandlung mit Kortikosteroiden und Azathioprin ist beim idiopathischen Lambert-Eaton-Syndrom bzw. nach Ausschaltung des zugrunde liegenden Neoplasmas bei der paraneoplastischen Form angezeigt. Alternativ kommt die Gabe von 3,4-Diaminopyridin in Frage.

Polymyositis und Dermatomyositis

Die Muskelschwäche bei Myositiden beginnt meist an den Beinen, sie geht mit Myalgien und Druckdolenz einher; eine Nackenschwäche und Schluckbeschwerden sind im Verlauf häufig. Das Krankheitsbild betrifft das mittlere Lebensalter, Frauen doppelt so häufig wie Männer; bei Männern besteht häufiger eine Assoziation mit einem Malignom. Die Tumorinzidenz ist bei einer Miteinbeziehung der Haut (Dermatomyositis) sechsmal häufiger als bei der Polymyositis. Laborchemisch finden sich neben einer Beschleunigung der Blutkörperchensenkungsgeschwindigkeit und allgemeinen Entzündungsparametern eine Erhöhung der Enzyme des Sarkoplasmas - Kreatinphosphokinase, Laktatdehydrogenase und Aldolase. Im Urin wird Myoglobin nachgewiesen; bei akuten Verlaufsformen kann die Myoglobinurie zu einer Niereninsuffizienz führen. Elektromyographisch läßt sich in typischer Weise die frühzeitige Rekrutierung eines Interferenzmusters bei niederamplitudigem deutlich polyphasischem MAP-Muster dokumentieren. Die Diagnose wird pathologisch-histologisch durch eine Muskelbiopsie abgesichert. Nach Ausschluß einer erregerbedingten Genese erfolgt die Behandlung der Myositiden kombiniert durch die Gabe von Kortikosteroiden und Azathioprin. Begonnen wird mit einer täglichen Dosis von 100 mg Prednisonäquivalent über vier Wochen. Danach wird auf eine alternierende Therapie mit wöchentlicher Reduktion der Dosis jeden zweiten Tag um 10 mg übergegangen. Eine Langzeitbehandlung mit einer Erhaltungsdosis von 20 mg Prednisonäquivalent jeden zweiten Tag wird angestrebt. Azathioprin wird begleitend mit einer täglichen Dosis von 2,5 - 3,5 mg pro kg Körpergewicht verabreicht. Bei blanden Verlaufsformen kann der Verlauf unter einer Monotherapie mit Glukokortikoiden abgewartet werden.
Eine Übersicht über die Therapiemöglichkeiten bei Myositiden und Erkrankungen der neuromuskulären Synapse gibt Abbildung 2.

	PM	DM	MG	LEMS
Kortikosteroide				
Stoßtherapie	(+)	(+)	-	-
Dauerbehdlg.	+	+	+	+
Azathioprin				
(Dauerbehdlg.)	+	+	+	+
Cyclophosphamid				
(Stoßtherapie)	(+)	+	(+)	(+)
Methotrexat				
(Dauerbehdlg.)	(+)	+	-	?
Ciclosporin A				
(Dauerbehdlg.)	(+)	(+)	(+)	?
7-S-Immunglobuline	?	?	(+)	?
Plasmaseparation	(+)	(+)	(+)	?

PM = Polymyositis; DM = Dermatomyositis; MG = Myasthenia gravis, LEMS = Lambert-Eaton myasthenes Syndrom

Abb. 2: Therapiemöglichkeiten bei Myositiden

Arteriitis temporalis

Bei der Arteriitis temporalis handelt es sich um eine Systemvaskulitis, welche im histologischen Bild mit Riesenzellen einhergeht und die eine absolute Indikation für den Einsatz von Glukokortikoiden darstellt. Leitsymptome dieser Erkrankung des höheren Lebensalters (Erkrankungsalter 50 Jahre oder älter) sind ein bohrender Dauerkopfschmerz, eine deutliche Beschleunigung der Blutkörperchensenkungsgeschwindigkeit (BKS größer als 100 mm in der ersten Stunde), Muskelschmerzen im Bereich der großen Gelenke (Polymyalgia rheumatica) und gegebenenfalls Sehstörungen. Neben flüchtigen Sehstörungen mit Schwarzsehen, Schleiersehen und Flimmern vor den Augen ist die plötzliche irreversible Erblindung eines oder beider Augen gefürchtet. Sie kommt durch das Übergreifen der nekrotisierenden Arteriitis auf die A. ophthalmica zustande. Kopfhaut- und Zungennekrosen, zerebrale Ischämien oder ein Aortenbogensyndrom sind weitere Komplikationen der Riesenzellarteriitis. Bereits bei begründetem Verdacht auf diese Erkrankung muß eine Kortikosteroidtherapie eingeleitet werden, wobei die initiale Dosis von 80 mg Prednisolonäquivalent nicht unterschritten werden sollte. In der Regel kommt es zu einer prompten Besserung der Beschwerdesymptomatik nach Beginn der Glukokortikoidtherapie; die Beschleunigung der BKS ist rasch rückläufig. Diagnostische Methode der Wahl ist die pathologisch-histologische und immunhistologische Untersuchung eines Biopsates aus der A. temporalis, wobei es jedoch wegen des diskontinuierlichen Befalles der Gefäßwand zu falsch negativen Befunden kommen kann. Entzündliche Wandveränderungen der A. temporalis lassen sich auch nach Etablierung einer Kortikosteroidtherapie noch nachweisen, so daß eine geplante Biopsie den Beginn der Glukokortikoidtherapie nicht herauszögern sollte. Da erwiesen ist, daß eine alternierende Behandlung mit Glukokortikoiden bei der Arteriitis temporalis keine Vorteile bringt, sollte eine kontinuierliche tägliche Gabe erfolgen. Die Reduktion der Dosis wird nach Maßgabe der BKS bzw. der klinischen Beschwerdesymptomatik vorgenommen. Engmaschige Kontrollen sind hierbei erforderlich. Nach Ablauf der ersten sechs Monate ist das C-reaktive Protein oft ein empfindlicherer Entzündungsmarker als die BKS. Eine Dauerbehandlung mit Kortikosteroiden ist über mindestens 12 Monate indiziert; nach unserer Erfahrung ist die niedrig dosierte Gabe von Glukokortikoiden meist über einen Zeitraum von zwei bis drei Jahren erforderlich. Leider lassen sich bei der Arteriitis temporalis Kortikosteroide auch durch die additive Gabe von Methotrexat oder Azathioprin nicht einsparen, so daß die Wahl eines gut verträglichen Präparates wie Fluocortolon entscheidend ist.

Literaturverzeichnis

1 BERLIT P. Therapie mit Kortikosteroiden in der Neurologie. Zentralbl Neurol 1991; 258: 1-6.
2 BERLIT P, SEEGER W. Neurologie. Springer: Berlin-Heidelberg-New York 1991.
3 VEDANARAYAN VV, KANDT RS, LEWIS DV, DELONG GR. Chronic inflammatory demyelinating polyradiculoneuropathy of childhood: treatment with high-dose intravenous immunoglobulin. Neurology 1991; 41: 828-830.
4 WAKATA N, KAWAMURA Y, KOBAYASHI M, ARAKI Y, KINOSHITA M. Intermittent long-term adrenocorticosteroid treatment of myasthenia gravis. J Neurol 1991; 238: 16-18.

Diskussion

Frage:
Für die Behandlung der Myasthenia gravis führten Sie wieder Tensilon
an. Wo ist es erhältlich? Die zweite Frage ist, wie viele Steroidmyopa-
thien nach langer Kortikosteroidtherapie sehen Sie?

Antwort:
Das Problem, das Sie bei der Beschaffung des Tensilons ansprechen,
besteht natürlich. Das Präparat ist ausschließlich zu Testzwecken zuge-
lassen, so daß es gezielt angefordert werden muß. Am einfachsten ist es,
die Substanz über die Internationale Apotheke zu bestellen. Steroid-
myopathien sehen wir am häufigsten bei Tumorpatienten, die über
Monate oder gar Jahre mit Dexamethason behandelt worden sind. Bei
meinen Patienten mit Riesenzellarteriitis habe ich auch bei bereits mehr-
jähriger Behandlung keinen einzigen mit klinisch manifester Myopathie.
Wir führen regelmäßig EMG-Kontrollen durch, gelegentlich kann
man dabei subklinische Veränderungen sehen. Gerade bei diesen
Langzeitnebenwirkungen habe ich mit Fluocortolon gute Erfahrungen
gemacht.

Frage:
Ich wollte auch noch einmal auf Dexamethason eingehen. Es macht ad 1
eine hohe Rate Myopathien, und ad 2 ist es in der Langzeittherapie, die
die Hirntumorpatienten ja leider häufig brauchen, sehr ungünstig, weil
es eine hohe Potenz hat und zum Cushing-Syndrom und natürlich auch
zur Entwicklung einer diabetischen Stoffwechsellage beitragen kann.
Der Beweis, daß Dexamethason bei Hirntumoren spezifisch wirkt oder
das Ödem spezifisch beeinflußt, steht nach wie vor aus. Ich würde eigentlich jedes andere Glukokortikoid in äquivalenter Dosierung genauso
nehmen, so daß wir Dexamethason eigentlich nur noch im Notfall einsetzen. Zur Myasthenia gravis wollte ich noch ergänzen, daß bei Einleitung einer Therapie mit Kortikosteroiden Vorsicht geboten ist, weil
initial unter Umständen eine kritische Verschlechterung auftreten kann.
Können Sie etwas zum Mechanismus sagen?

Antwort:
Wie Sie wissen, ist Dexamethason die klassische Therapie für die Hirnödembehandlung, und wenn Sie ein anderes Glukokortikoid in äquivalenter Dosis geben, sind wahrscheinlich die Nebenwirkungen nicht

geringer. Die Frage ist, ob auch niederpotentere Kortikosteroide in der Hirnödembehandlung eingesetzt werden können. Hierzu wären vergleichende Untersuchungen notwendig - entsprechende Studien gibt es meines Wissens bislang nicht. Für den Hinweis auf die Verschlechterung der myasthenen Symptomatik bei Einleitung einer Kortikosteroidtherapie bin ich Ihnen sehr dankbar. Wir gehen sogar soweit, daß wir eigentlich alle Patienten, die wir auf Kortikosteroide einstellen wollen, für die ersten 10 Tage stationär aufnehmen - wahrscheinlich ist es der Membraneffekt, der nicht selten zu einer deutlichen Verschlechterung der Symptomatik führt, in Einzelfällen bis hin zur Ateminsuffizienz. Also wäre mein dringender Rat, die Behandlungseinleitung mit Glukokortikoiden bei der Myasthenia gravis unter stationären Bedingungen vorzunehmen.

Frage:
Sie haben nichts über den Einsatz von Kortikosteroiden bei der Behandlung der zerebralen Ischämie gesagt. Sollte man hier Dexamethason oder andere Glukokortikoide verabreichen?

Antwort:
Glukokortikoide sind zur Hirnödembehandlung bei zerebraler Ischämie nicht geeignet, weil Patienten mit Hirninfarkt häufig eine diabetische Stoffwechsellage haben, die man durch die Gabe von Kortikosteroiden verschlechtert. Zum anderen kommt es durch die Gabe so hochpotenter Glukokortikoide wie Dexamethason zu einer vermehrten Laktatanhäufung, so daß die lokale Stoffwechselsituation verschlechtert wird. Bei der zerebralen Ischämie sollten zur Hirnödemprophylaxe oder Hirnödemtherapie hyperosmolare Substanzen verabreicht werden. Bei der intrazerebralen Blutung ist die Diskussion offen. Es gibt einzelne Studien, die einen positiven Effekt von Glukokortikoiden in der Ödembehandlung belegen. Kontrollierte Studien fehlen allerdings.

Immunsuppressive Therapie der Multiplen Sklerose unter besonderer Berücksichtigung der Glukokortikoide

U. A. Besinger

Die Multiple Sklerose (MS) ist eine demyelinisierende Erkrankung des zentralen Nervensystems. Mit etwa 60 Erkrankungsfällen auf 100 000 Einwohner gehört die MS in Deutschland und den gemäßigten Regionen der Erde zu den häufigen neurologischen Erkrankungen. Betroffen sind vor allem jüngere Patienten, im Alter zwischen 15 und 45 Jahren. Frauen erkranken im Verhältnis 2 : 1 häufiger als Männer. Die Lebenserwartung von Patienten mit einer MS hat sich in den letzten Jahren durch die verbesserten Behandlungsmöglichkeiten deutlich erhöht.
Die Diagnose wird auch heute noch vorwiegend klinisch gestellt. Diagnostisch wegweisend sind dabei multilokuläre zentralnervöse Symptome oder charakteristische Symptomkombinationen, wie Sehstörungen, Ataxie und Querschnittszeichen, oder auch Hemiparesen mit Miktionsstörungen, häufig mit einem remittierend-rezidivierenden, schubartigen Verlauf. Differentialdiagnostisch müssen alle Erkrankungen des Zentralnervensystems (ZNS) ausgeschlossen werden, deren Symptome von einer MS imitiert werden können. Durch die Einführung immunchemischer Untersuchungsmethoden in die Liquordiagnostik [13, 36] und die Möglichkeiten, demyelinisierende MS-Herde mit Hilfe der Kernspintomographie nachzuweisen, ist die diagnostische Sicherheit in den letzten Jahren bereits für das Frühstadium der MS stark verbessert worden [33].
Die MS verläuft entweder schubweise oder chronisch progredient. Schubartig remittierend-rezidivierende Erkrankungen finden sich vor allem bei den jungen Patienten. Chronisch progrediente Verläufe kommen vorwiegend bei älteren Patienten vor oder entwickeln sich sekundär aus schubartigen Erkrankungen. Die Lebenserwartung von Patienten mit einer MS liegt heute bei etwa 25 Jahren nach Erkrankungsbeginn, jedoch kommt es in zahlreichen Fällen schon frühzeitig zu einer Invalidisierung. Eine Ausnahme ist die „maligne MS", deren Verlauf durch schwere Hirnstammsymptome rasch zum Tod führt [15].

Da die Pathogenese auch heute noch nicht völlig geklärt ist, gibt es keine kausale Therapie der MS. Allerdings ist auf der Grundlage zahlreicher tierexperimenteller Befunde eine Immunpathogenese allgemein akzeptiert [15, 39].

Die Hinweise für diese Annahme stammen vorwiegend vom Tiermodell der experimentell allergischen Enzephalitis (EAE). Durch die Injektion von ZNS-Gewebe, den Transfer von Lymphozyten oder auch durch Bestandteile des zentralen Myelins, wie Galaktozerebrosid, myelinassoziiertes Glykoproteid oder Ganglioside, kann eine der menschlichen MS ähnliche, mono- oder polyphasisch verlaufende Erkrankung hervorgerufen werden [39, 44]. Der Mechanismus, durch welchen die Toleranz des Immunsystems gegen neurogene Antigene durchbrochen wird und der schließlich zum Ausbruch einer Autoimmunreaktion führt, konnte in den letzten Jahren besser verstanden werden. In Übereinstimmung mit den epidemiologischen Befunden früherer Jahre scheint eine virusbedingte Induktion einer überwiegend zellvermittelten Autoimmunreaktion [20] eine entscheidende Rolle bei der Entstehung der MS zu spielen (Tab. 1).

Parallelen bestehen zu den postinfektiösen Enzephalomyelitiden nach Masern, Röteln und Varizella-Zoster-Infektionen, deren neuropathologische Veränderungen den Befunden bei der EAE ähneln [44]. Titer von Antikörpern gegen die genannten Viren finden sich mit signifikanter Häufung im Liquor von Patienten mit einer MS und dienen als zusätzlicher diagnostischer Marker [13].

Aufgrund tierexperimenteller Befunde scheint es möglich, daß im Blut zirkulierende aktivierte autoreaktive T-Lymphozyten die Blut-Hirnschranke passieren und im ZNS auf Astrozyten treffen, die nach Virusinduktion, getriggert durch Interferon Gamma, MHC-Antigene der Klasse Ia auf ihrer Oberfläche exprimiert haben und dadurch zu Antigen präsentierenden Zellen transformiert werden [14, 28, 39]. Diese Antigen-

Tab. 1: Virusinduktion von Autoimmunkrankheiten

Polyklonale T/B-Zellaktivierung (mitogene Viren)
Direkte Induktion KL I+II MHC Mol (Astroz-AG-Präsentation)
Verlust suppressiver T-Zellen (lymphotrope Infektion)
Molukulares Mimikry (gemeinsame Virus-Wirt-Epitope)
Sequestrierte Antigene (Virusproteine in Wirtszelle + vice versa)

Tab. 2: Probleme der Bewertung kausaler Therapieformen der MS

Patientenselektion:	Teilnehmermotivation
Objektivitätsverlust:	Patient-Arztverschwörung
Fraglicher Prüfmodus:	Schub? Aktivität? Standardtherapie? Ethik-Plazebo?
Auswahl Prüfsubstanz:	Wirksamkeit Tiermodell
Kontrollprobleme:	Kurtzke Skala, Compliance, Kernspintomographie
Therapieziel:	Beeinflussung des Krankheitsverlaufes

präsentation führt zur Aktivierung zytotoxischer T-Lymphozyten und Makrophagen und damit zur charakteristischen Demyelinisierung der akuten MS [35].

Ob die bei den meisten Patienten mit einer MS im Liquor nachgewiesenen oligoklonalen Immunglobuline als Hinweis für einen an der Pathogenese beteiligten humoralen Immunmechanismus zu werten sind, ist umstritten. Oligoklonale Immunglobuline finden sich auch bei anderen entzündlichen Erkrankungen des Nervensystems. Eine definierte Antikörperfunktion konnte nicht nachgewiesen werden [39]. Ebenso sind die Befunde zahlreicher humoraler Antikörper gegen unterschiedliche Bestandteile des ZNS in ihrer Bedeutung als Marker für einen humoralen Immunmechanismus der MS unklar. Möglicherweise handelt es sich hierbei um immunpathogenetisch unbedeutende Epiphänomene [13]. Wegen der letztendlich ungeklärten Ätiologie ist eine kausale Therapie nicht bekannt [32]. Darüber hinaus ist die Bewertung jeder Therapieform der MS aus mehreren Gründen sehr schwierig (Tab. 2). Einerseits ist der Verlauf der Erkrankung interindividuell sehr variabel und die Beurteilung einer Therapie durch die spontane Rückbildung akuter Schübe erschwert, andererseits erfolgt die Bewertung der Krankheitsaktivität durch die klinischen Symptome [25] (Tab. 3), die jedoch mehr ein Ausdruck der Lokalisation von Entzündungsherden und weniger der immunologischen Aktivität sind. Hier zeichnet sich durch den Einsatz der Kernspintomographie zumindest im Rahmen therapeutischer Studien ein Wandel ab [33]. Ein laborchemischer Marker für die Krankheitsaktivität ist nicht bekannt [21, 43].

Entsprechend den immunpathogenetischen Überlegungen greifen alle für die MS empfohlenen „kausalen" Behandlungsmethoden in das Immunsystem ein. Sie orientieren sich an dem Substrat der Entzündung

Tab. 3: Kurtzke-Skala (DSS)

---

0 Ohne neurologische Symptome
1 Keine Behinderung, minimale Symptome
2 Geringe Behinderung (sensitive Störungen, leichte Ataxie)
3 Mäßige Behinderung, gehfähig (mäßige Ataxie etc.)
4 Schwere Behinderung, noch gehfähig (Selbstversorgung)
5 Schwere Behinderung, gehen < 500 m, kein voller Arbeitstag
6 Gehen nur mit Gehhilfen (Krücken)
7 Rollstuhl, Selbstfahrer, Aufstehen/Setzen möglich
8 Bettlägerig, Benutzung der Arme möglich
9 Völlig hilflos, bettlägerig

---

im ZNS sowie an den Überlegungen zur Hemmung zellulärer Immunmechanismen oder der Immunmodulation [39]. ACTH (adrenocorticotropes Hormon) und Kortikosteroide werden vor allem mit dem Ziel der antiinflammatorischen Wirkung eingesetzt, um akute Schübe der MS zu verkürzen. Unspezifische Immunsuppressiva, wie Azathioprin, Cyclophosphamid und Cyclosporin, greifen mehr in die zellulären Immunmechanismen ein. Ductus-thoracicus-Drainage, Antilymphozytenserum, Lymphozytenapherese oder auch Lymphknotenbestrahlung führen zu einer Verminderung zirkulierender immunkompetenter Zellen [9]. Behandlungsversuche mit synthetischen, nichtenzephalitogenen Bruchstücken des myelinbasischen Proteins, dem sogenannten Copolymer 1 (Cop 1) [3, 4], mit Interferon β, Plasmapherese [22, 23] und i.v. Gabe hochdosierter Immunglobuline erscheinen vom Ansatz her sinnvoll, sind jedoch in ihrer Wirksamkeit für die MS noch schwierig zu bewerten [43].

Glukokortikosteroidtherapie der MS

Den ersten unkontrollierten Berichten einer positiven Wirkung von Steroiden und ACTH auf die Symptome der MS folgte eine großangelegte multizentrische, gegen Plazebo kontrollierte Studie zur Wirksamkeit von intramuskulär verabreichtem ACTH [37]. Die während der Behandlungsphase statistisch signifikante Besserung unter ACTH war jedoch 14 Tage nach Beendigung der Therapie nur noch gering nachweisbar. Die Kurzzeittherapie mit 60 U ACTH über 14 Tage wurde zur Standardtherapie der akuten MS.

ACTH entfaltet seine Wirkung über die gesteigerte Produktion körpereigener Glukokortikosteroide. Es erschien daher sinnvoll, die Behandlung mit Glukokortikosteroiden selbst durchzuführen. In kontrollierten Studien [1, 10, 11, 30] fanden sich rasche Besserungen akuter Schübe, die im Gegensatz zu ACTH schon innerhalb von drei Tagen nach Beginn der Therapie zu durchgreifenden klinischen Verbesserungen führten (Tab. 4). Die Dosierungen lagen bei 500 bis 1 000 mg in einer täglichen intravenösen Gabe [40], wobei unterschiedlich lange Behandlungszeiträume zum Ausschleichen der Glukokortikosteroide über 0 bis 120 Tage angeschlossen wurden. Ein ähnlicher Effekt war unter niedrig dosierten oralen Glukokortikosteroidgaben nicht zu beobachten. In Übereinstimmung mit der Besserung der klinischen Symptome fanden sich Verbesserungen laborchemischer Parameter, wie die Verminderung der intrathekalen Immunglobulin(IG)G-Syntheserate, der Konzentration des myelinbasischen Proteins und sogar der Ausprägung der oligoklonalen Banden im Liquor [8].

Die Glukokortikosteroide führen wahrscheinlich rasch zu einer Abdichtung der Blut-Hirnschranke, die im Zustand der akuten Entzündung gestört ist, und verhindern somit den Übertritt weiterer immunkompetenter Zellen und den Einstrom von Serumfaktoren in das ZNS. Darüber hinaus wird die Ödembildung und die Produktion von Immunmediatoren, wie Interleukin und Interferon, gehemmt. Glukokortikosteroide hemmen die Makrophagenaktivierung und deren Migrationsaktivität.

Tab. 4: Glukokortikosteroidtherapie der MS
Kumulierte Daten kontrollierter Studien

Glukokorti-kosteroid	Dosis	Beob.-zeit	besser	unver-ändert	schlech-ter	Autor
Methyl-predn.	600 mg i.v.	120 Tage	5/ 7	2/ 7	0/ 7	Dowling 1980 [10]
Methyl-predn.	20 mg/ kG i.v.	4 Wochen	17/60	24/60	19/60	Abruzzese 1983 [1]
Methyl-predn.	15 mg/ kg i.v.	120 Tage	7/13	6/13	0/13	Durelli 1986 [11]
Methyl-predn.	500 mg/ die i.v.	4 Wochen	10/13	3/13	0/13	Milligan [30]
gesamt			39/93	38/93	19/93	

Tab. 5: Glukokortikosteroidtherapie der MS

Effekt	Bedeutung
Schließen der Blut-Hirn-schranke	Epiphänomen (Schrankenstörung bei MS?)
oder	oder
Immunmodulation – Verhinderung weiterer Demyelinisierung	Interaktion mit immunreaktiven Zellen
	Verminderung der MS-Aktivität?

Senkung der
    Liquor IGG-Synth.
    Liquor MBP[1]
    Liquor MBP AK[2]
    Liquor IK[3]
    oligoklonale
    IGG (verschwinden
    unter 1 g/die i. v.)
[11, 40, 41]
	Verminderung der MS-Aktivität?
	Hochdosis i. v. nach 3 - 6 Tagen
	Verbesserung fast aller
	Immunparameter
	Schubbesserung-Korrelation?

1 = myelinbasisches Protein; 2 = MBP – Antikörper; 3 = Liquor-Immunkomplexe

Über diese unspezifischen Mechanismen, die in mehrere Bereiche der Entzündungs- und Immunreaktion eingreifen, begrenzen die Glukokortikosteroide rasch und effektiv das Ausmaß der akuten Entzündung und Demyelinisierung [11, 40, 41] (Tab. 5).
Eine durchgreifende Beeinflussung des Verlaufes der MS über die Besserung akuter Schübe hinaus wurde in keiner der durchgeführten Studien gefunden, allerdings ist die Langzeitwirkung von Glukokortikosteroiden auf den Verlauf der MS hin nie systematisch untersucht worden [40]. So hat sich in Anlehnung an die Erfahrungen mit ACTH die Kurzzeittherapie mit Glukokortikosteroiden durchgesetzt, wobei im akuten Schub 500 mg Methylprednisolon i.v. in einer täglichen Gabe über drei bis fünf Tage verabreicht wird, gefolgt von einer oralen Dosis mit 80 bis 100 mg Methylprednisolon oder Fluocortolon und einer Dosisreduktion über drei bis vier Wochen (Tab. 6). Bei mehr als zwei Schüben pro Jahr wird häufig die Weiterführung der Therapie mit immunsuppressiven Substanzen empfohlen [15].

Tab. 6: Glukokortikosteroidtherapie der MS

<table>
<tr><td>
Prednisolon / Fluocortolon
500 mg/die Kurzinfusion (1 Stunde) i.v., fünf Tage

danach

100 mg/die p.o. Reduktion 10 mg/3. Tag
Therapiedauer ca. 30 Tage
</td></tr>
</table>

Tab. 7: Immunsuppression der MS

Substanz	Risiken
Azathioprin	Haut-Lippenkarzinom Non-Hodgkin-Lymphom Infektionen (Pilze!) Leberschädigung Knochenmarkschädigung
Cyclophosphamid	Blasenkarzinom Leukämien Lymphome Haarausfall, Cystitis
Cyclosporin A	Lymphome Kaposi-Sarkome (bei Immunsuppression selten) Hypertonie, Nierenschäden etc.
Mitoxantron	Kardiomyopathie

Immunsuppressive Therapie der MS

Nutzen und Gefahren der immunsuppressiven Therapie (IS) der MS wurden in den letzten Jahren sehr eingehend diskutiert. Unter allen Methoden der IS sind die Therapien mit Azathioprin (AZA), Cyclophosphamid (CYP) und Cyclosporin A (CYA) am besten untersucht und bewertet (Tab. 7).
Unter AZA-Langzeittherapie ist das Malignomrisiko gegenüber der Normalbevölkerung z.B. für Non-Hodgkin-Lymphome um den Faktor 10,

für Leukämien um den Faktor 9 und für Leberkarzinome um den Faktor 6 erhöht. Die mittlere Dauer bis zum Auftreten eines Malignoms nach Transplantationen liegt bei etwa 44 Monaten [27]. Bei der IS-Behandlung von Autoimmunerkrankungen mit AZA scheint das Malignomrisiko geringer zu sein. So fand sich nach sechsjähriger Behandlung von 150 Myasthenie-gravis-Patienten (MG) mit AZA nur in einem Fall ein Lymphom [19], wogegen bei der Therapie von MS-Patienten in 7 % der Fälle eine Malignomerkrankung auftrat [26, 34].

Unter CYP werden dosisabhängig Blasenkrebslymphome und Leukämien induziert. Die maximale Lebensdosis, von der ab das Malignomrisiko steigt, liegt bei 53 g [24]. Dies scheint im Gegensatz zu AZA auch bei der IS-Behandlung von Autoimmunerkrankungen erwiesen zu sein [2]. Ähnliches gilt für CYA, wobei vor allem das Auftreten von Lymphomen nach Transplantationen beobachtet wurde.

AZA und CYP verursachen nicht selten hartnäckige Infektionen, besondere Beachtung sollte unter CYP der Behandlung der hämmorrhagischen Cystitis geschenkt werden. CYA-spezifisch sind Hypertonien und Nierenschädigungen.

Vor diesem Hintergrund muß der Einsatz einer IS-Therapie bei der MS sehr sorgfältig gegen die Risiken abgewogen werden.

Azathioprin

Zur Wirkung von AZA als IS-Therapie der MS existieren neben zahlreichen unkontrollierten Studien zwei kontrollierte Untersuchungen [5, 12] (Tab. 8). AZA senkt die Schubrate bei den rezidivierend-remittierend verlaufenden Erkrankungen nach eigenen Erfahrungen vor allem im Frühstadium der Erkrankungen. Bei chronisch-progredienten Verläufen und im Spätstadium der MS ist eher ein geringer Effekt zu erwarten, wenngleich die vorgelegten kontrollierten Studien belegen [12], daß auch bei fortgeschrittenen Erkrankungen die Progression verzögert werden kann.

Die empfohlene Dosis liegt bei 2 - 2,5 mg AZA pro kg Körpergewicht. Die Behandlungsdauer, behandlungsfreie Intervalle und Absetzen von AZA werden kontrovers diskutiert, zumal nach der Beendigung der AZA-Therapie nicht selten rasche Verschlechterungen beobachtet wurden [34]. Daher sollte AZA nach Stellung der Indikation frühzeitig im Krankheitsverlauf und als Dauerbehandlung gegeben werden. Die Kombination von Methylprednison und AZA hat bei der Behandlung der MS gegenüber Azathioprin und Plazebo oder gegenüber Plazebo keine statistisch signifikanten Unterschiede ergeben [12].

Cyclophosphamid

Zur IS-Therapie der MS mit CYP liegen zwei kontrollierte Studien mit widersprüchlichen Ergebnissen nach hochdosierter Pulstherapie [6, 7, 18] (Tab. 8) sowie eine größere Anzahl unkontrollierter Studienergebnisse mit niedrigdosierter Dauertherapie vor [16, 17]. Nach der Gabe von 500 mg CYP über ca. 14 Tage fanden sich klinische Verbesserungen und eine Stabilisierung der MS bis zu zwei Jahren nach der Therapie. Die Unterschiede waren zu den Kontrollgruppen unter Plasmaaustausch und ACTH signifikant. Nach zwei Jahren war der Effekt nicht mehr zu beobachten [18]. Wiederholte Pulstherapien und niedrigdosierte Dauertherapien haben keine wesentlichen Unterschiede ergeben [16, 17], jedoch deutliche Nebenwirkungen. In einer 1991 erschienenen Studie wurde eine CYP-Pulstherapie mit 1 g/die in Kombination mit Methylprednison gegen Plasmaaustausch in Kombination mit niedrigdosiertem Methylprednisolon und Plazebo verglichen. Es fand sich kein Unterschied zwischen den verschiedenen Gruppen [6, 7].

Tab. 8: Immunsuppression der MS

Substanz	Dosis	Effekt	Neben-wirkungs-risiken	Autoren
Azathio-prin	2,5 mg/kg p.o.	> Schubrate + Progression	Lymphome Infekte	[5, 12]
Cyclophos-phamid	400 - 500 mg/die	83 % Besserung, nach einem Jahr Verschlechterung		[7, 18]
Cyclo-sporin A	5 mg/kg	wenig Besserung > Schubrate	gastrointest. renaler Hypertonus	[21, 31]
Mitoxantron	10-12 mg QM KO i.v.	> Progression Akutschub		[21, 24, 32]
COP 1	30 mg/die S.C. 24 Mo	> Akutschub?	keine	[3]

CYP sollte in einer Dosierung von 6 bis 8 mg pro kg Körpergewicht über drei bis fünf Tage als Puls 2 bis 3mal pro Jahr gegeben werden. Eine Wirksamkeit findet sich auch in den Fällen, die unter der Therapie mit AZA wieder vermehrt Erkrankungsschübe aufweisen. Die Gabe von wiederholten Pulstherapien wird allerdings wegen der erheblichen Nebenwirkungen oft abgelehnt. Die alternative orale Therapie mit 2 - 3 mg CYP pro kg Körpergewicht p.o. ist in ihrer Wirksamkeit durch kontrollierte Studien nicht belegt [34].

Cyclosporin

CYA hat die Erwartungen in der IS-Therapie von Autoimmunerkrankungen insgesamt nicht erfüllt. Bei der MS hat sich gezeigt, daß die Wirkung im Vergleich zu AZA nicht überlegen ist [21, 31]. Die akuten Nebenwirkungen sind jedoch unvergleichbar höher [21, 34]. Die Dosierung bei der MS liegt bei 5 mg CYA pro kg Körpergewicht auf zwei Tagesdosen verteilt. Eine zusätzliche Gabe von Glukokortikosteroiden, wie bei der Myasthenia gravis oder im Bereich der Transplantationsmedizin, ist für die MS nicht untersucht.

Mitoxantron

Mitoxantron (MX) ist erst vor wenigen Jahren in die Behandlung der MS eingeführt worden, nachdem während der Behandlung dramatische Remissionen vor allem der Neuritis nervi optici beobachtet wurden [29]. Unter kernspintomographischer Kontrolle wurde gleichzeitig eine Rückbildung der Gadolinium-Kontrastaufnahme, die als Ausdruck der akuten Schrankenstörung akuter MS-Herde gilt, gesehen [21, 33]. In zwei Pilotstudien wurde unter der Gabe von 12 mg MX pro m^2 Körperoberfläche eine rasche Verbesserung der akuten Schübe gesehen und in Korrelation dazu das Verschwinden akuter, gadoliniumspeichernder MS-Herde im Kernspintomogramm [21, 24]. Die Wirkdauer einer MX-Gabe, gemessen an der Stabilisierung der MS nach einmaliger Gabe, liegt bei 6 - 18 Monaten [21]. Die wohl einzige ernste Nebenwirkung von MX ist das Auftreten von Kardiomyopathien nach einer Gesamtdosis von 300 mg (Tab. 8). Bei der Behandlung der MS wurde diese Komplikation bisher nicht beobachtet. Eine sichere Bewertung dieser Therapie benötigt weitere, vor allem kontrollierte Studien, die derzeit in Frankreich und Kanada multizentrisch durchgeführt werden [42].

Copolymer 1

Copolymer 1 (Cop1) ist eine synthetisch hergestellte Aminosäurensequenz, die selbst keine enzephalitogene Wirkung entfaltet, aber eine Kreuzreaktivität mit myelinbasischem Protein des ZNS zeigt. Der Einsatz dieser Substanz bei der akuten EAE führte zu einer Verminderung der akuten Krankheitszeichen [38], aber nicht zu einer Verbesserung der klinischen Symptome bei Patienten mit einer chronisch-progredienten, fortgeschrittenen MS. Die Wirksamkeit bei akuten Schüben einer MS ist noch nicht abschließend geklärt [3].
Obwohl die MS vorwiegend als zellvermittelte Immunerkrankung zu bewerten ist, hat die Plasmapherese für schwere akute Schübe in einer kontrollierten Doppelblindstudie zu raschen Verbesserungen der klinischen Symptome geführt [22].
Ob die Therapie mit hochdosierten i.v. 7-S-Immunglobulinen eine ähnlich gute Wirkung hat, kann auf der Grundlage der vorliegenden Einzelmitteilungen noch nicht abschließend beurteilt werden.

Zusammenfassung

Alle bislang eingesetzten Maßnahmen greifen sehr unspezifisch in die Regulation des Immunsystems ein. Die zum Teil erheblichen Nebenwirkungen und die Gefahren bei der Langzeitbehandlung werfen immer wieder die Frage auf, ob ihr Einsatz bei der MS gerechtfertigt ist [34]. Nach unseren heutigen Kenntnissen über die Immunpathogenese und den Verlauf der MS ist die immunsuppressive Therapie sicherlich der erste Anfang einer kausalen Behandlungsmethode der MS.
Die Behandlung der akuten Schübe mit einer Glukokortikosteroid-Pulstherapie und langsamer Dosisreduktion über drei bis vier Wochen mit Methylprednisolon oder Fluocortolon und die Kombination mit Azathioprin oder Cyclophosphamid als Langzeit-Dauerbehandlung zur Stabilisierung der MS sind heute ein Standard in der MS-Therapie (Tab.9). Die Behandlung mit Mitoxantron sowohl für den akuten Schub als auch die progredienten klinischen Symptome der MS ist erfolgversprechend, die Nebenwirkungen sind geringer, abgesehen von der dosisabhängigen Kardiomyopathie. Hier, wie bei den anderen unspezifisch in das Immunsystem eingreifenden Behandlungen, müssen weitere Studien zeigen, ob die Aktivität der MS nachhaltig beeinflußt werden kann. Es muß jedoch das Ziel sein, einen spezifischeren Weg zur Unterbrechung des

Tab. 9: Kausale Therapieformen der MS

Akuter Schub	Kortikosteroide Prednison Fluocortolon ACTH i.v.	Hochdosis oral Hochdosis i.v.	antiinflam- matorisch
Chron. Rezid.	Azathioprin (Imurek)	Kontin. oral	Immun- suppression
	Cyclophosphamid (Endoxan)	Hochdosis Stoßtherapie; Niederdosis Dauertherapie;	
	Cyclosporin A (Sandimmun)	Kontin. oral	
	Mitoxantron (Novantron)	Intervalltherapie	
	Copolymer 1	Kontin. S.C.	Immun- modulation
Notfall Intervention	7-S-Immun- globulin G Plasmaaustausch	Stoßtherapie i.v.	

einmal in Gang gesetzten Autoimmunprozesses zu finden. Die experimentellen Ansätze zur Behandlung mit autoreaktiven T-Zell-Antikörpern bieten trotz der bislang negativen klinischen Erfahrungen bei Patienten mit einer MS einen hoffnungsvollen Ausblick. Andere neue, heute noch experimentelle spezifischere Immuntherapien sind vielleicht in den nächsten Jahren beim Menschen einsetzbar, wie die orale Gabe von Antigenen, T-Zell-Vaccination, oder Methoden, wie die extrakorporale Photochemotherapie (PUVA), die zur Behandlung von Lymphomen und Hautkrebs eingesetzt wird. Pilotstudien sind dabei, zu untersuchen, ob auf diese Weise zirkulierende aktivierte T-Lymphozyten aus dem Blut von MS-Patienten entfernt werden können und damit die Progression der MS unter Kontrolle zu bringen ist [42]. Weitere Ansätze ergeben sich aus der Therapie mit Antikörpern gegen Interferon, was zur Verhinderung der Interferonsynthese und Verminderung der Interferon-abhängigen Antigenpräsentation von Astrozyten führen soll. Interessante Aspekte bietet auch die Immunmodulation mit Interleukin-2-Antikörpern oder die Hemmung der Entzündungsherde durch die Gabe von Anti-Mastzell-Antikörpern [42].

Literaturverzeichnis

1 ABBRUZZESE G, GANDOLFO C, LOEB C. Bolus methylprednisolone vs ACTH in the treatment of multiple sclerosis. Ital J Neurol Sci 1983; 2: 169-172.

2 BAKER GL, KAHL LE et al. Malignancy following treatment of rheumatoid arthritis with Cyclophosphamide. Am J Med 1987; 83: 1-9.

3 BORNSTEIN MB, MILLER A, SLAGLE S et al. A pilot trial of Cop 1 in exacerbatingremitting multiple sclerosis. N Engl Med J 1987; 317: 408-414.

4 BORNSTEIN MB, MILLER A, SLAGLE S et al. A placebo-controlled double-blind, randomized, two-center, pilot trial of Cop 1 in chronic progressive multiple sclerosis. Neurology 1991; 41: 533-539.

5 British and Dutch Multiple Sclerosis Azathioprine Trial Group. Double masked trial of azathioprine in multiple sclerosis. Lancet 1988; 2: 179-183.

6 The Canadian Cooperative Multiple Sclerosis Study Group. The Canadian cooperative trial of cyclophosphamide and plasma exchange in progressive multiple sclerosis. Lancet 1991; 337: 441-446.

7 CARTER JL, HAFLER DA, DAWSON DM et al. Immunosuppression with high-dose cyclophosphamide and ACTH in progressive multiple sclerosis: cumulative 6 year experience in 164 patients. Neurology 1988; 38: 9-14.

8 COMPSTON DAS, MILLIGAN NM, HUGHES PJ et al. A double blind controlled trial of high-dose methylprednisolone in patients with multiple sclerosis: 2. laboratory results. J Neurol Neurosurg Psychiatry 1987; 50: 517-522.

9 COOK SD, TROIANO R, ZITO G et al. Effect of total lymphoid irradiation in chronic progressive multiple sclerosis. Lancet 1986; i: 1405-1409.

10 DOWLING PC, BOSCH VV, COOK SD. Possible beneficial effect of high-dose intravenous steroid therapy in acute demyelinating disease and transverse myelitis. Neurology 1980; 30: 33-36.

11 DURELL IL, COCITO D, RICCIO A et al. High-dose intravenous prednisolone in the treatment of multiple sclerosis: Clinical-immunological correlations. Neurology 1986; 36: 238-243.

12 ELLISON GW, MYERS LW, MICKEY MR et al. A placebo-controlled, randomized double masked, variable dosage, clinical trial of azathioprine with and without methylprednisolone in multiple sclerosis. Neurology 1989; 39: 1018-1026.

13 FELGENHAUER K, REIBER HO. Die MS-charakteristischen Liquorveränderungen als diagnostische Hilfe bei der enzephalitischen Form der multiplen Sklerose. In: FIRNHABER (Hrsg.). Verhandlungen der Deutschen Gesellschaft für Neurologie. Springer: Darmstadt 1991.

14 FIERZ W, ENDLER B, RESKE K, WEKERLE H, FONTANA A. Astrocytes as antigen-presenting cells. I. Induction of Ia antigen expression on astrocytes by T-cells via immune interferon, and its effect on antigen-presentation. J Immunol 1985; 134: 3785-3793.

15 FRICK E. Multiple Sklerose. In: NEUNDÖRFER B, SCHIMRIG KK, SOYKA D. Praktische Neurologie. Edition Medizin: Weinheim 1987.

16 GONSETTE RE, DEMONTY L, DELMOTTE P. Intensive Immunosuppression

with cyclophosphamide in multiple sclerosis: a follow-up of 110 patients for two to six years. J Neurol 1977; 214: 173-181.

17 GOODKIN DE, PLENCNER S, PALMER-SAXERUD J et al. Cyclophosphamide in chronic progressive multiple sclerosis maintenance vs nonmaintenance therapy. Arch Neurol 1987; 44: 823-882.

18 HAUSER SL, DAWSON DM, LEHRICH JR et al. Intensive immunosuppression in progressive multiple sclerosis: A randomized, three arm study of high-dose intravenous cyclophosphamide, plasma exchange and ACTH. N Engl J Med 1983; 308: 173-180.

19 HOHLFELD R, MICHELS M et al. Azathioprine toxicity during long-term immunosuppression of generalized myasthenia gravis. Neurology 1988; 38: 258-261.

20 JOHNSON RT. Viral aspects of multiple sclerosis. In: VINKEN PJ, BRUYN GW, KLAWANS HL (eds.). Handbook of Clinical Neurology Vol 47. Elsevier: Amsterdam 1985.

21 KAPPOS L, PATZOLD V, DOMMASCH D et al. Cyclosporine vs azathioprine in the long-term treatment of multiple sclerosis - results of the German multicentre study. Ann Neurol 1988; 23: 56-63.

22 KHATRI BO, MCQUILLEN MP, HARRINGTON GJ, SCHMOLL D, HOFFMANN RG. Chronic progressive multiple sclerosis: double-blind controlled study of plasmapheresis in patients taking immunosuppressive drugs. Neurology 1985; 35: 312- 319.

23 KHATRI BO, MCQUILLEN MP, HOFFMANN RG. Cyclophosphamide and plasma exchange in multiple sclerosis. Lancet 1991; 337: 1033.

24 KORNHUBER HH, MAUCH E.Wirksame immunsuppressive Behandlung der multiplen Sklerose ist möglich - vorausgesetzt man beherrscht die symptomatische Therapie. In: FIRNHABER (Hrsg.). Verhandlungen der Deutschen Gesellschaft für Neurologie. Springer: Darmstadt 1991.

25 KURTZKE JF. Neuroepidemiology. Part II: Assessment of therapeutic trials. Ann Neurol 1986; 19: 311-319.

26 LHERMITTE F, MARTEAU R et al. Traitement prolongé de la scléros en plaques par l'azathioprine à doses moyennes. Bilance de quinze années d'expérience. Rev Neurol (Paris) 1984; 140: 553-558.

27 MANKIN J, HUDSON WH et al. A parametric analysis of the hazard of cancer after transplantation. Transplant Proc 1989; 21: 3201-3204.

28 MASSA PT, DÖRRIES R, TER MEULEN V. Viral particles induce Ia antigen expression on astrocytes. Nature 1986; 320: 543-546.

29 MAUCH E, KORNHUBER HH, FETZER U. Die erfolgreiche Therapie der multiplen Sklerose mit dem Zytostatikum Mitoxantron: Ergebnisse einer Pilotstudie nach einem Jahr. In: FIRNHABER (Hrsg.). Verhandlungen der Deutschen Gesellschaft für Neurologie. Springer: Darmstadt 1991.

30 MILLIGAN NM, NEWCOMBE R, COMPSTON DAS. A double blind controlled trial of high-dose methylprednisolone in patients with multiple sclerosis: 1. clinical effects. J Neurol Neurosurg Psychiatry 1987; 50: 511-516.

31 The Multiple Sclerosis Study Group. The efficacy and toxicity of cyclospo-

rine A in chronic progressive multiple sclerosis: a randomized, double blinded, placebo-controlled clinical trial. Ann Neurol 1990; 27: 591-605.

32 NOSEWORTHY JH, VANDERVOORT MK, HOPKINS M, EBERS GC. A referendum on clinical trial research in multiple sclerosis. Neurology 1989; 39: 977-981.

33 PATY DW. Magnetic resonance imaging in the assessment of disease activity in multiple sclerosis. Can J Neurol Sci 1988; 15: 266-272.

34 PATZOLD U. Immunsuppressive Therapie der multiplen Sklerose: Pro und Contra. In: FIRNHABER (Hrsg.). Verhandlungen der Deutschen Gesellschaft für Neurologie. Springer: Darmstadt 1991.

35 REDER AT, ARNASON BWG. Immunology of multiple sclerosis. In: VINKEN PJ, BRUYN GW, KLAWANS HL(eds.). Handbook of Clinical Neurology Vol 47. Elsevier: Amsterdam 1985.

36 REIBER H. Eine aktuelle Darstellung des Liquorprotein-Profils zur Differentialdiagnose von Schrankenfunktionsstörungen und entzündlichen Prozessen des Zentralnervensystems. Aktuelle Neurol 1980; 7: 127-134.

37 ROSE AS, KUZMA JW, KURTZKE JF et al. Co-operative study in the evaluation of therapy in multiple sclerosis: ACTH vs placebo, final report. Neurology 1970; 20(Suppl): 1-59.

38 TEITELBAUM D, MESHORER A, HIRSHFELD T et al. Suppression of experimental allergic encephalomyelitis by a synthetic polypeptide. Eur J Immunol 1971; 1: 242-248.

39 TOYKA KV. Klinische Neuroimmunologie. In: NEUNDÖRFER B, SCHIMRIG KK, SOYKA D. Praktische Neurologie. Edition Medizin: Weinheim 1987.

40 TROIANO R, COOK SD, DOWLING PC. Steroid therapy in multiple sclerosis. Arch Neurol 1987; 44: 803-807.

41 TROTTER JL, GARVEY WF. Prolonged effects of large-dose methylprednisolone infusion in multiple sclerosis. Neurology 1980; 30: 702-708.

42 WEINER HL. Diagnostic and therapeutic trials in multiple sclerosis: A new look. Neurology 1989; 39: 972-976.

43 WEINER HL, HAFLER DA. Immunotherapy of multiple sclerosis. Ann Neurol 1988; 23: 211-222.

44 WEKERLE H, LINNINGTON C, MEYERMANN R. Cellular immune reactivity within the CNS. Trends Neurosci 1986; 9: 271-277.

Diskussion

Frage:
Ich habe eine Frage bezüglich Ihres letzten Diapositives. An erster Stelle steht hier bei der Therapie der MS die totale Lymphknotenbestrahlung. Haben Sie keine Probleme in der Neurologie oder mit den ernsten Nebenfolgen dieser Therapie? Mich würde interessieren, wie Ihre Erfahrungen bei MS-Patienten oder in der Neurologie sind.

Antwort:

Sie haben völlig recht mit Ihren Bedenken. Ich selbst habe nie einen MS-Patienten mit einer totalen Lymphknotenbestrahlung behandeln lassen, weil ich die möglichen Komplikationen genauso fürchte wie Sie. Es gibt aber maligne MS-Verläufe, die sehr rasch zum Tode führen. In solchen Fällen müssen mitunter auch sehr radikale Therapieformen angewandt werden.

Risiken bergen auch die jetzt als Standard angewandten immunsuppressiven Behandlungsformen. Sowohl Azathioprin als auch Cyclophosphamid führen zu einem erhöhten Malignomrisiko. Die Erkrankungen treten zwar nicht so häufig auf wie in der Transplantationsmedizin, kommen aber vor. Nach meiner eigenen Erfahrung mit der Azathioprin-Langzeittherapie der Myasthenia gravis, ich überblicke etwa 350 bis 400 Patienten, sind in einem Zeitraum von 15 Jahren nur bei drei Patienten Malignome aufgetreten, in einem Fall ein Lymphom und in den beiden anderen Karzinome, die nicht sicher auf die Behandlung zurückgeführt werden konnten. Nach Berichten über die MS-Behandlung vorwiegend mit Cyclophosphamid beträgt die Komplikationsrate bis zu 7 %. Ich meine, Azathioprin ist in unseren Händen ein relativ ungefährliches immunsuppressives Medikament, das neben den Glukokortikosteroiden besonders als Medikament zur Langzeitbehandlung eingesetzt werden kann.

Sicher ist, und das geht aus den Überlegungen der Expertenrunde hervor, daß der Weg zu Methoden führen muß, die spezifischer in die Immunregulationsstörung der MS eingreifen. Studien mit Copolymer 1, der T-Zell-Vaccination oder auch der Behandlung mit Antikörpern gegen Immunmediatoren sind in der Erprobung, jedoch läßt sich der Nutzen dieser Therapieformen noch nicht absehen.

Frage:

Wie ist Ihre Meinung zu diätetischen Maßnahmen bzw. zur Selentherapie? Wie behandele ich einen prognostisch guten jungen Patienten, der sich nach Schüben wieder wohlfühlt? In welchen Intervallen ist er zu kontrollieren? Ist es richtig, in einem progredienten Fall eine Kombinationstherapie mit Kortikosteroiden und Azathioprin durchzuführen?

Antwort:

Ich möchte Ihre letzte Frage zuerst beantworten. Die Kombination von Glukokortikosteroiden und Azathioprin ist in der Form akzeptiert: Glukokortikosteroide werden als Pulstherapie für das akute Stadium der MS gegeben und Azathioprin danach, um die Progredienz zu vermindern. Wir wissen, daß wir damit das Fortschreiten der Erkrankung nicht verhindern, allenfalls verlangsamen können. Die Langzeitgabe von Kortikosteroiden bei der chronischprogredienten MS wird meines Wissens nach nicht durchgeführt.

Zur zweiten Frage kann gesagt werden, daß ein Patient in Remission keiner Behandlung bedarf. Man sollte in einem solchen Fall 1 - 2mal im Jahr den klinischen Befund kontrollieren und den Patienten auffordern, sich sofort zu melden, wenn er Symptome verspürt.

Zu den diätetischen Maßnahmen habe ich keine eigenen Erfahrungen. Meiner Meinung nach ist es bei der MS nicht anders als bei vielen anderen Erkrankungen. Am besten ist eine ausgeglichene Ernährung mit einem hohen Anteil an Ballaststoffen. Die Diät mit hochgesättigten Fettsäuren hat in der letzten Zeit wieder an Bedeutung gewonnen, nachdem bei diesen Fetten eine immunmodulatorische Wirkung nachgewiesen werden konnte.

Frage:
Wann sollte ein MS-Patient mit immunsuppressiven Medikamenten behandelt werden und über welchen Zeitraum?

Antwort:
Diese sehr wichtige Frage hat schon immer zu heftigen Diskussionen geführt. Ich würde eine immunsuppressive Langzeitbehandlung dann beginnen, wenn ein Patient im Jahr mehr als zwei Schübe hatte. Aus den Erfahrungen mit der Myasthenie und anderen Autoimmunerkrankungen muß eindringlich betont werden, daß diese Therapie eine Dauertherapie ist. Wird sie beendet, kommt es unweigerlich zum Rebound-Phänomen mit einer akuten Verschlechterung der MS.

Frage:
Da die Differenzierung der einzelnen Untergruppen ein großes Problem darstellt, würde mich interessieren, wie oft Sie in den letzten Jahren Ihre Diagnose MS in Borreliose korrigieren mußten, und ob es Ihnen immer gelingt, zwischen beiden zu unterscheiden?

Antwort:
Das ist mitunter sehr schwierig zu beantworten. Ich habe mehrere Fälle gesehen, bei denen gleichzeitig eine MS vorhanden war und ein hoher Borrelien-IGM-Titer im Liquor nachgewiesen werden konnte. Welchen

Krankheitswert diese Kombination hat, vermag man im Einzelfall schwer zu sagen, da die stille Durchseuchung mit Borrelien sehr hoch ist. Aber warum soll ein Patient mit einer MS nicht auch an einer klinisch manifesten Borreliose erkranken können?

Frage:
Welchen Stellenwert nimmt ACTH ein? Wenn Steroide stimuliert werden sollen, kann das doch direkt geschehen, oder besteht eine besondere Indikation für den Einsatz von ACTH? Sollte bei Schädel-Hirntraumen nicht besser auf eine alternierende Therapie verzichtet werden? Es wurde bereits postuliert, daß diese keine Vorteile bietet, daß die Dosis auf jeden Fall kritisch überprüft und wenn, dann zirkadian gegeben werden sollte.

Antwort:
Natürlich gibt es keine besondere Indikation mehr für ACTH, und das wird auch heute von keinem ernsthaften, immunologisch denkenden Neurologen propagiert. Die Diskussion ist Geschichte. ACTH war die erste Substanz, für die in einer groß angelegten amerikanischen, multizentrischen Studie eine Wirkung auf den akuten Krankheitsschub der MS nachgewiesen werden konnte. Dies hat ACTH lange Jahre zur Standardtherapie der akuten MS gemacht. Auch heute spukt es in der amerikanischen Literatur manchmal noch als Referenzsubstanz herum. Die Gabe von Glukokortikosteroiden, in den USA meist Methylprednisolon, bei uns auch Fluocortolon, hat ACTH längst abgelöst. Zum Methylprednisolon eine Bemerkung, die ich als Gast von Schering auch schon häufiger diskutiert habe. Methylprednisolon ist in den USA Standard und Referenz, nicht weil es besser als andere Glukokortikosteroide ist, sondern weil es in injizierbarer Form vorliegt. Um die immuntherapeutischen Studien international vergleichbar zu machen, wurde dieser Standard von den meisten europäischen Arbeitsgruppen übernommen. Bezüglich der Therapie des posttraumatischen Hirnödems scheinen sich neue Erkenntnisse abzuzeichnen, aber ich glaube, endgültig kann man dazu noch nichts sagen. Wir verwenden zur Behandlung des posttraumatischen Hirnödems weiterhin Glukokortikosteroide. In der Frage der alternierenden Therapie stimme ich völlig mit Ihnen überein. Die alternierende Gabe hat bezüglich der Nebenwirkungen keine Vorteile gegenüber einer äquivalenten täglichen Dosierung. Auch wir geben die Glukokortikosteroide in den morgendlichen Tagespeak.

Frage:
Könnten Sie etwas näher auf die Bedeutung der Augenhintergrunds-
veränderungen für die Frühdiagnose der MS eingehen? Ist für Sie ein
gewisser Schweregrad der Symptomatik Voraussetzung für den Beginn
einer Therapie?

Antwort:
Die von Ihnen angesprochenen Veränderungen des Augenhintergrun-
des sind Makuladegenerationen auf der Grundlage einer Demyelinisierung makulo-papillärer Fasern. Man sieht im Fundus eine temporale
Abblassung der Papille. Der Wert dieser Fundusveränderungen bestand
darin, Hinweise auf eine Retrobulbärneuritis zu erhalten und damit ein
Symptom zu haben, das auf ein multilokuläres Geschehen hinwies, um
den Verdacht auf MS in eine klinisch wahrscheinlichere MS zu ändern.
Eine eigentliche frühdiagnostische Bedeutung hatte dieser Befund
nicht. Ihre zweite Frage ist sehr wichtig. Mitunter kann es schwer sein,
einen akuten Schub einer MS zu diagnostizieren. Treten neue Symptome auf, die auf einen akuten Schub hinweisen, würde ich den Patienten mit Kortikosteroiden behandeln. Die Symptome selbst und der
Schweregrad der Ausprägung hängen allerdings mehr von der Lokalisation eines Entzündungsherdes als vom Ausmaß der Entzündungsreaktion ab. Wenn die Symptome abklingen, sollte auch die Behandlung in
Abhängigkeit von der Klinik sistieren. Es gibt außer der Kernspintomographie leider keinen verläßlichen Marker für die Krankheitsaktivität,
und es ist sicherlich wirtschaftlich und medizinisch nicht zu rechtferti-
gen, innerhalb kurzer Abstände eine kernspintomographische Kontrolle
zur Einschätzung der MS-Aktivität durchzuführen.

Glukokortikoide bei rheumatischen Erkrankungen

D. Brackertz

Einleitung

Die Behandlung rheumatischer Erkrankungen ist komplex, wobei die
Wahl der Therapieformen von der Art, der Akuität und dem Stadium der
Erkrankung abhängt. Neben allgemeinen, physikalischen und kranken-

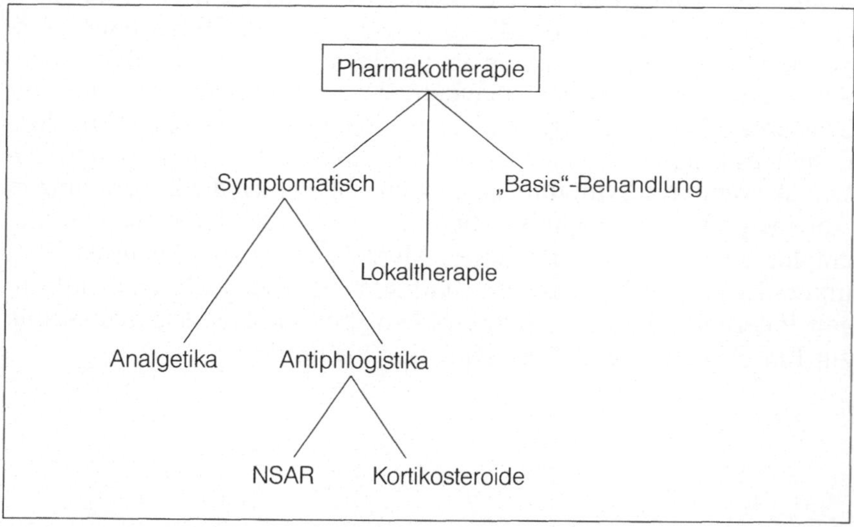

Abb. 1: Für die medikamentöse Therapie rheumatischer Erkrankungen kommen zwei große Arzneimittelgruppen in Frage, die sogenannten „Basistherapeutika", die im Idealfall direkt auf die
Krankheitsursache und kausal wirken, sowie die symptomatisch wirksamen Medikamente. Zu letzteren gehören die ausge-
prägt entzündungshemmenden, schmerzlindernden und funk-
tionsverbessernd wirksamen nichtsteroidalen Antirheumatika
bzw. Antiphlogistika sowie die Glukokortikosteroide.

gymnastischen Maßnahmen sowie einem operativen Vorgehen ist die medikamentöse Therapie eine der Hauptstützen des Managements entzündlicher Erkrankungen (Abb. 1).
Dabei ist zwischen einer unspezifischen oder symptomatischen Therapie einerseits sowie einer spezifischen, sogenannten Basistherapie andererseits zu unterscheiden. Eine Beeinflussung der ätiologischen Faktoren ist durch keine der beiden Behandlungsformen möglich.
Unter einer symptomatischen Therapie verstehen wir die Behandlung mit Analgetika sowie den sogenannten steroidalen und nichtsteroidalen

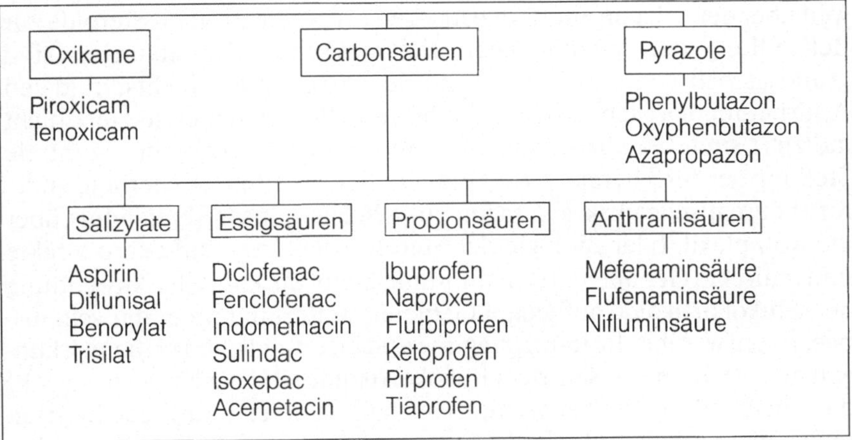

Abb. 2: Die derzeit in der BRD im Handel befindlichen nichtsteroidalen Antirheumatika lassen sich in zwei übergeordnete Substanzgruppen einteilen: die Karbonsäuren („saure NSAR") sowie heterozyklische Enole. Die Karbonsäuren gliedern sich im wesentlichen in Salizylate einerseits sowie Derivate der Essigsäure, Propionsäure und Anthranilsäure andererseits. Zu den Wirkstoffen der heterozyklischen Enole gehören sowohl die Pyrazole als auch die Oxikame. Seitdem das BGA die Anwendungsbereiche einiger dieser Pyrazole stark eingeschränkt hat, ist ihre praktische Bedeutung erheblich zurückgegangen. Oxikame sind die jüngste Substanzklasse innerhalb der NSAR. Wesentliches Merkmal der Oxikame ist - neben der chemisch neuartigen Struktur - die lange Halbwertszeit dieser Wirkstoffe, die eine einmalige tägliche Applikation gestattet. Die Nebenwirkungen der Oxikame entsprechen grundsätzlich denen anderer NSAR.

Antirheumatika. Die beiden letzteren wirken antiphlogistisch und beeinflussen den Entzündungsprozeß innerhalb des Gelenkes direkt, halten aber wahrscheinlich die Destruktion der Gelenke nicht auf. Eine Vielzahl nichtsteroidaler, symptomatisch wirkender Antirheumatika steht dem Arzt zur Verfügung (Abb. 2). Obwohl sie strukturchemisch verschieden sind, weisen sie eine Reihe gemeinsamer Eigenschaften auf, die wirkungsbezogen sind. Die Mehrzahl der nichtsteroidalen Antirheumatika hat Säurecharakter und wirkt schmerzstillend sowie entzündungshemmend [1 - 4].

Zu den Symptomatika zählen auch die Glukokortikoide, deren Wirkung weit über den lokalen antiphlogistischen Effekt hinausgeht. Steroide zur Behandlung der entzündlichen rheumatischen Erkrankungen sind grundsätzlich dann indiziert, wenn die Wirkung der nichtsteroidalen Antirheumatika nicht ausreicht, oder in Fällen, in denen letztere nicht indiziert sind. Glukokortikoiden kommt möglicherweise eine zentrale Stellung bei der Therapie vieler entzündlicher, autoimmuner und anderer rheumatischer Erkrankungen zu. Obgleich unser Verständnis über die Komplexität der Biologie der Steroidrezeptoren und deren direkte und indirekte Genaktivierung zunimmt, bleibt die klinische Anwendung der Glukokortikoide auf vielen Gebieten weiterhin rein empirisch, insbesondere was ihr Dosierungsregime und ihre möglichen Nebenwirkungen betrifft. Beim Einsatz der Glukokortikoide sind nach wie vor sowohl die gute klinische Beobachtung als auch die fundierte klinische Beurteilung von entscheidender Bedeutung. Von therapeutischer Seite werden mit dem Einsatz der Glukokortikoide in der Rheumatologie in der Regel zwei Ziele angestrebt, die Modulation sowohl der Entzündung als auch der Immunfunktionen [5 - 7].

Glukokortikoide verändern das Wanderungsverhalten von Leukozyten

Tab. 1: Einige Wirkungen der Glukokortikoide

1. Synthese von Lipocortin mit konsekutiver Inhibition der Phospholipase A_2
2. Verminderte Produktion von Zytokinen und inflammatorischen Enzymen
3. Alteration der Funktion von T- und B-Lymphozyten
4. Reduktion der Fc-Rezeptorexpression
5. Veränderungen der Zirkulation der Lymphozyten im Organismus

im Organismus unter anderem dadurch, daß sie das Auswandern von Zellen aus den lymphatischen Organen blockieren [8] (Tab. 1). Im peripheren Blut scheinen T-Helferzellen stärker steroidsensitiv zu sein als Suppressorzellen [9 - 11], wobei man aber immer beachten sollte, daß das periphere Blut lediglich eines der verschiedenen Compartimente des Körpers ist. In der Tat stellt eine Beeinflussung der Wanderung von Neutrophilen, Makrophagen und Lymphozyten aus dem peripheren Blut in das Entzündungsgebiet eine wirksame therapeutische Strategie dar.

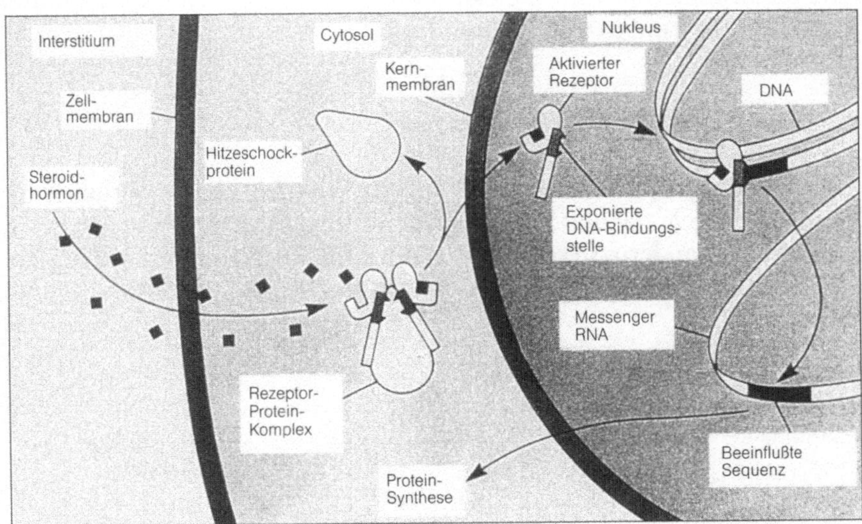

Abb. 3: Schematische Darstellung des Wirkungsmechanismus der Steroidhormone. Das Steroid dringt in die Zelle ein und bindet sich an die Rezeptorkomponente des Rezeptor-Proteinkomplexes im Zytoplasma. Durch die Bindung des Steroids an diese Rezeptoren werden letztere aktiviert, wobei es zur Dissoziation dieser Dimere und zur Freisetzung des Hitzeschockproteins kommt. Der aktivierte Rezeptor entwickelt eine Affinität für die Desribonukleinsäure (DNA) und wandert vom Zytoplasma in den Kern, wo er sich an die DNA bindet. Die DNA-Bindung resultiert in einer Veränderung der Transkriptionsrate spezifischer Gene. Die daraus resultierende vermehrte oder verminderte Produktion von mehr oder weniger Messenger-Ribonukleinsäure (RNA) führt zu einer Zunahme bzw. Abnahme spezifischer Proteine in der Zelle.

Einige dieser Versuche beinhalten den Einsatz monoklonaler Antikörper gegen Adhäsionsmoleküle auf den Entzündungszellen. Am wirksamsten in dieser Hinsicht scheinen die N-Fluorenyl-9-Methoxycarbonyl-Aminosäuren zu sein, die eine Rekrutierung von T-Lymphozyten und Neutrophilen in das Entzündungsgebiet mit einer Potenz zu inhibieren vermögen, die die von Dexamethason um ein Vielfaches übersteigt [12]. Weitere Wirkmechanismen der Glukokortikoide sind die Suppression der Lymphozytenantwort, eine Verminderung der Synthese von Entzündungsmediatoren, die Unterdrückung der Produktion von Zytokinen und die Modulation von Oberflächenrezeptoren für Zytokine, Immunkomplexe und andere Mediatoren [13].

Genregulierung durch Steroidhormone

Die Gründe für die komplexe Wirkung der Glukokortikoide werden klar, wenn man die molekularen Mechanismen analysiert [14]. Wie in Abb. 3 dargestellt, wandern Steroide durch die Zellmembran und binden sich an spezifische zytoplasmatische Rezeptoren. Diese Rezeptoren sind

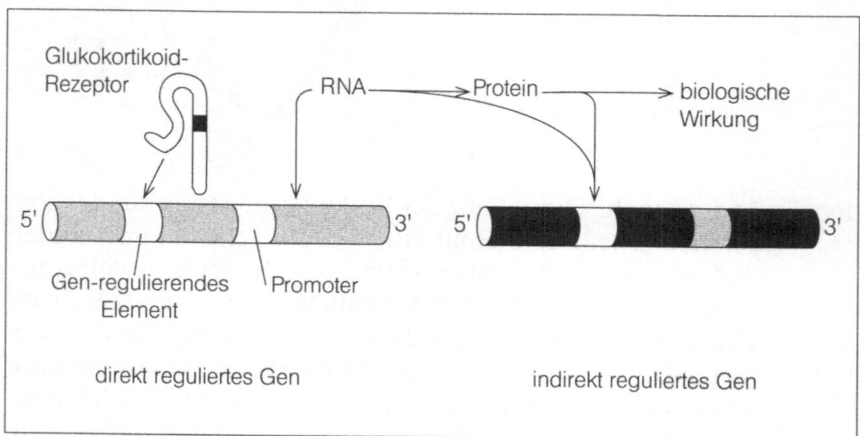

Abb. 4: Schematische Darstellung der direkten und indirekten Genregulation durch Steroide. Das direkt regulierte Gen antwortet auf eine Steroidrezeptorexposition typischerweise innerhalb von Minuten mit einer erhöhten Transkriptionsrate. Das Produkt dieser direkten Interaktion reagiert mit dem indirekt regulierten Gen und entwickelt so seinen biologischen Effekt.

Dimere, die mit einem nicht steroidbindenden Hitzeschockprotein einen Komplex bilden. Durch die Bindung des Steroids an die Rezeptoren werden letztere aktiviert, wobei es zur Dissoziation der Dimere und zur Freisetzung des Hitzeschockproteins kommt. Der aktivierte Rezeptor entwickelt eine Affinität für die Desoxiribonukleinsäure (DNA) und wandert vom Zytoplasma in den Kern, wo er sich an die DNA bindet. Die DNA-Bindung resultiert in einer Veränderung der Transkriptionsrate für spezifische Gene. Die daraus resultierende vermehrte oder verminderte Produktion von Messenger-RNA führt zu Veränderungen an spezifischen Proteinen in der Zelle [15]. Viele Gene können sowohl direkt als auch indirekt beeinflußt werden (Abb. 4). In den letzten Jahren konnte eine Vielzahl neuer Erkenntnisse über die Steroidrezeptoren gewonnen werden [16]. Sie gehören zu einer großen Familie verwandter Gene, deren Struktur sich in drei Hauptdomänen aufteilt (Abb. 5), und zwar in eine kurze, weitgehend konstante, zystinreiche, zentrale Domäne, deren Struktur mit der Bildung von zwei „Zinkfingern" vereinbar ist und die mit großer Wahrscheinlichkeit für die DNA-Bindungsaktivität verantwortlich ist (Abb. 6). Die Bindungsstelle für das Hormon befindet sich im C-terminalen Anteil des Rezeptors, wo auch die Eigenschaften für die nukleäre Translokation, Transaktivation und die Dimerisationsfunktionen liegen. Das N-terminale Ende beeinflußt die Transaktivation

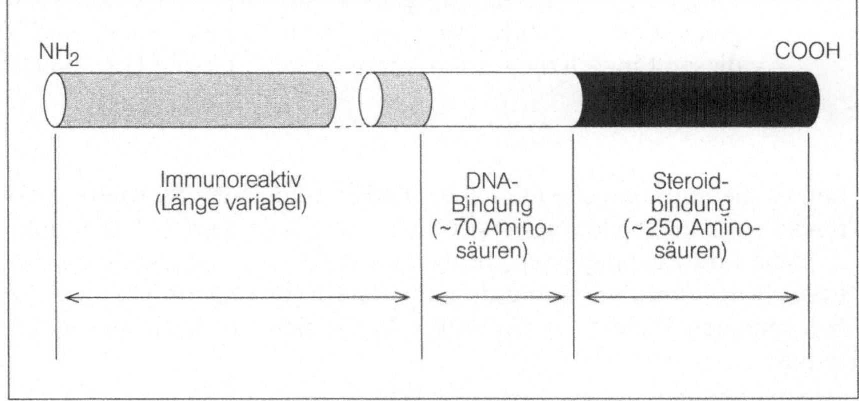

Abb. 5: Der Steroidrezeptor besteht aus drei Hauptdomänen. Das N-terminale Ende ist die immunoreaktive Domäne. Die DNA-Bindungsdomäne befindet sich in der Mitte und besteht aus etwa 70 Aminosäuren, die Steroidbindung liegt am C-terminalen Ende des Proteins und besteht aus etwa 250 Aminosäuren.

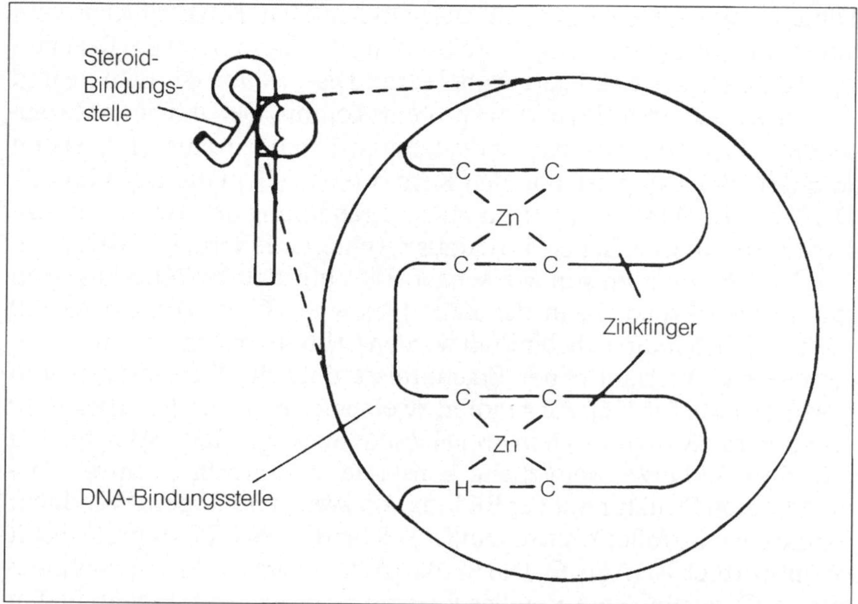

Abb. 6: Jede DNA-Bindungsdomäne eines jeden Hormonrezeptors hat zwei elongierte Strukturen, die Zinkmoleküle enthalten und „Zinkfinger" genannt werden. Es wird angenommen, daß diese Finger den Proteinen ermöglichen, sich in größeren Vertiefungen der DNA anzulagern bzw. sich zu binden. Immer sind in diesen Fingern die Aminosäuren Cystein (C) und Histidin (H) vorhanden.

und ist die immunogene Domäne. Die Homologie der Steroidrezeptoren ist – wie in Abbildung 7 ersichtlich – innerhalb der DNA-Bindungsdomäne am ausgeprägtesten, weniger stark, aber dennoch signifikant, im Bereich der Steroidbindungsdomäne. Die immunogene Domäne am N-terminalen Ende zeigt die größte Variabilität in der Aminosäuresequenz.

Wirkmechanismen der Glukokortikoide

Glukokortikoide wirken durch eine Vielzahl von Mechanismen. In der Hauptsache wirken sie dadurch, daß sie die Syntheserate von Messenger-Ribonukleinsäure (RNA) und Proteinen kontrollieren. Obwohl die Pro-

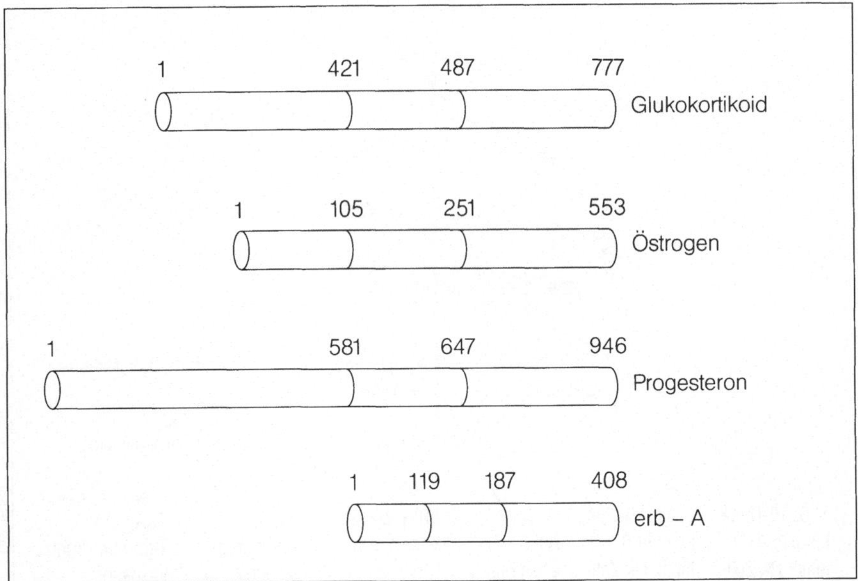

Abb. 7: Die Strukturen der Rezeptoren für Glukokortikoide, Östrogene und Progesterone – der Steroidrezeptor- Superfamilie – werden mit der des erb-A-Onkogens des Erythroblastosevirus verglichen. Die Zahlen über den Gendarstellungen bezeichnen die Aminosäurenpositionen. Die Banden in der Mitte der Rezeptoren stellen die DNA-bindenden Domänen der Rezeptoren dar.

teinsyntheserate in einigen Geweben, wie z.B. in den lymphatischen Zellen, Muskeln, Knochen und in der Haut, reduziert ist, kommen die Haupteffekte der Glukokortikoide durch eine gesteigerte Syntheserate bestimmter Proteine zustande, insbesondere von Lipocortin. Lipocortin bewirkt eine Inhibition des Enzyms Phospholipase A_2, das die membrangebundenen Phospholipide in Arachidonsäure umwandelt, was die Bildung von Prostaglandinen, Leukotrienen und Sauerstoffradikalen zur Folge hat (Abb. 8).
Kortikosteroide sind die einzigen Medikamente, die zuverlässig, effektiv und schnell die Synovitis bei entzündlichen rheumatischen Erkrankungen unterdrücken. Die Entdeckung dieser Effekte durch PHILIPP HENCH an der Mayo-Klinik vor über 40 Jahren führte rasch zu einem breiten Einsatz der Kortikosteroide bei der chronischen Polyarthritis [17]. Der Optimismus, daß Kortikosteroide möglicherweise die chronische

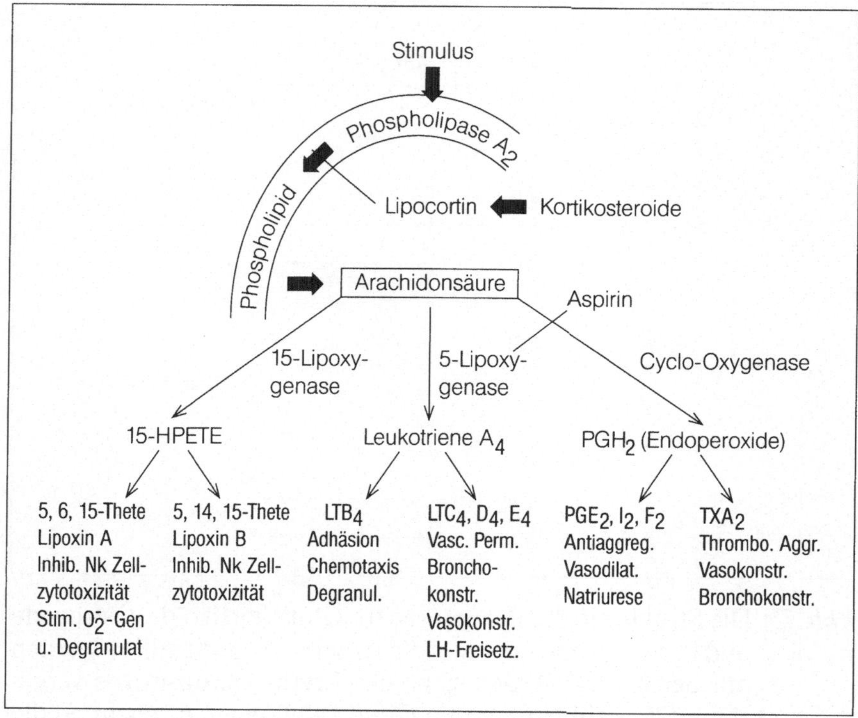

Abb. 8: Einfluß der Kortikosteroide bzw. nichtsteroidalen Antirheumatika auf die Arachidonsäurekaskade.

Polyarthritis heilen könnten, verschwand aber sehr rasch, da sich in den darauffolgenden Jahren die unerwünschten Wirkungen einer systemischen Kortikosteroidtherapie mehr und mehr herauskristallisierten. Der primären Euphorie folgte die Ernüchterung, sowohl unter den Medizinern als auch in der Öffentlichkeit. Die Enttäuschung hierüber ist insbesondere in der Öffentlichkeit noch heute so groß, daß eine indizierte Kortikosteroidtherapie häufig hohe Anforderungen an die Überredungskunst des behandelnden Arztes stellt.

Einsatz von Glukokortikoiden

Wenn man über den Einsatz der Glukokortikoide bei rheumatischen Erkrankungen spricht, muß man sowohl auf die therapeutischen Vor-

Tab. 2: Einsatzmöglichkeiten von Kortikosteroiden
bei rheumatischen Erkrankungen

a. Orale Therapie
b. Intraartikuläre Applikation
c. Punktuelle Infiltration

züge als auch auf die möglichen Nebenwirkungen einer Steroidtherapie eingehen. Zur Behandlung rheumatischer Erkrankungen stehen verschiedene Einsatzmöglichkeiten von Kortikosteroiden zur Verfügung (Tab. 2), Kortikosteroide können oral bzw. systemisch appliziert werden, aber auch gezielt lokal am Ort des Krankheitsgeschehens, sei es nun in Form einer intraartikulären Applikation oder einer punktuellen Infiltrationsbehandlung.

Indikationen für die systemische Gabe von Kortikosteroiden sind chronische Arthritiden und Kollagenosen, wie z.B. die chronische Polyarthritis und ihre Sonderformen, sowie die seronegativen Spondarthritiden mit peripherem Gelenkbefall (Tab. 3). Dabei gelten folgende allgemeine Indikationen: Eine kurzfristige Therapie ist bei aktiven exsudativen Phasen angezeigt oder bei schweren viszeralen Manifestationen, wie z.B. einer Vaskulitis, Karditis, Polyneuropathie etc. Indikationen für eine langfristige Behandlung sind eine maligne Progression der Grunderkrankung als konsequente Behandlung sowie die Erhaltung der Arbeitsfähigkeit bzw. der körperlichen Unabhängigkeit, sofern dies nicht mit anderen Mitteln gelingt. Die Dosierung richtet sich nicht nach der klinischen Diagnose, sondern nach dem Aktivitätsgrad der Erkrankung. Die Regel heißt: Je akuter ein Krankheitsbild, um so höher die Dosierung; je chronischer das Krankheitsbild, um so niedriger die Dosierung. Hohe Dosen von 100 mg Prednisolonäquivalent geben wir bei der Polymyalgia rheumatica mit Riesenzellarteriitis, beim akuten rheumatischen Fieber mit Endokarditis, bei akuter Krikoaritenoidarthritis, bei chronischer Polyarthritis mit Vaskulitis, beim aktiven Still-Syndrom und bei aktiven Kollagenosen. Mittlere Dosen von ca. 50 mg Prednisolonäquivalent kommen in Frage bei nicht abheilender, akuter reaktiver Arthritis, bei viszeralen Manifestationen einer chronischen Polyarthritis mit Perikarditis, Pleuritis, Pneumonitis, bei Iritis im Rahmen einer seronegativen Spondarthritis, wenn diese auf lokale Steroide nicht ausreichend reagieren. Niedrige Dosen von 20 mg Prednisolonäquivalent sind bei chroni-

Tab. 3: Indikationen für Kortikoide bei chronischen Polyarthritiden

---

Bei chronischer Polyarthritis und ihren Sonderformen sowie den seronegativen Spondarthritiden gelten folgende allgemeine Indikationen für den Einsatz von Kortikoiden.

● Kurzfristige Therapie
  – aktive exsudative Phasen (sog. Rheumaschübe)
  – viszerale Manifestationen

● Langfristige Behandlung
  – maligne Progression der Krankheit trotz konsequenter Behandlung
  – Erhaltung der Arbeitsfähigkeit bzw. körperlichen Unabhängigkeit
    (sofern dies mit anderen Mitteln nicht gelingt)

Bei reaktiven Arthritiden, die überwiegend spontan abheilen, kommt eine kurzfristige Kortikoidtherapie in Frage, wenn:
– eine exsudative Arthritis unter NSAR nicht abklingt,
– sich eine Chronifizierungstendenz einstellt.

Beim akuten rheumatischen Fieber wird der Einsatz von Kortikoiden nicht durch die Gelenkerkrankungen, sondern durch die Herzbeteiligung (Endo-, Myo-, Perikarditis) bedingt.

Bei der Sarkoidose richtet sich die Indikation für eine Kortikoidtherapie weniger nach der Arthritis als nach dem Gesamtkrankheitsbild.

---

scher Polyarthritis und ihren Sonderformen und bei seronegativen Spondarthritiden mit im Vordergrund stehendem peripheren Gelenkbefall zu empfehlen. In jedem Falle ist eine Langzeitreduktion der Dosis nach Eintreten einer deutlichen klinischen Besserung vorzunehmen. Es empfiehlt sich bei höheren Dosen, zunächst in 10 mg-Schritten, dann in 5 mg-Schritten und ab 20 - 15 mg Prednisolonäquivalent jeweils nur in 2,5 mg-Schritten alle zwei bis fünf Tage zu reduzieren.
Für die systemische Gabe von Glukokortikoiden kommen in der Regel intermediär wirkende Steroide mit einer biologischen Halbwertszeit von 12 bis 36 Stunden zum Einsatz, und zwar in der Regel Prednison, Prednisolon, Methylprednisolon und Fluocortolon. Der Vorteil dieser Präparate besteht in der einmaligen täglichen Applikation. Es sei in diesem Zusammenhang noch einmal darauf hingewiesen, daß die Indikation für den Einsatz von Glukokortikoiden zur Behandlung von Konnektivitiden

von den klinischen Manifestationen abhängt. Die Dosierung dieser Applikationsart orientiert sich an dem speziellen Problem, wobei daran erinnert werden muß, daß sich der Einsatz der Glukokortikoide vorwiegend gegen die inflammatorischen Manifestationen und weniger gegen die Erkrankungen selbst richtet.

Alternative Applikationsregime für Glukokortikoide

Da therapiespezifische Glukokortikoide fehlen, hat man versucht, mit Hilfe unterschiedlicher Dosierungsregime bzw. Applikationsarten den therapeutischen Effekt der Glukokortikoide zu steigern und gleichzeitig die Komplikationen zu verringern. Das untersuchte Glukokortikoidtherapiespektrum reicht dabei von sehr niedrigen, homöopathischen oralen Dosen bis hin zur hoch dosierten intravenösen Pulsetherapie [18 - 23]. Auf zwei Therapieformen soll speziell eingegangen werden, einmal die hochdosierte, intravenöse Pulsetherapie sowie die niedrig dosierte Langzeitgabe von Glukokortikoiden. Die Stoßtherapie (Pulsetherapie) mit Kortikosteroiden wurde primär zur Unterdrückung von Abstoßreaktionen bei Organtransplantationen verwendet. Bei dieser Therapieform wird in der Regel an drei aufeinanderfolgenden Tagen 1 g Methylprednisolon, gelöst in 50 ml Kochsalzlösung, über einen Zeitraum von 30 - 45 Minuten infundiert. Die Ergebnisse bei der chronischen Polyarthritis sind teilweise sehr widersprüchlich [24 - 28]. Aufgrund der publizierten Daten läßt sich zusammenfassend feststellen, daß die intravenöse Methylprednisolon- Pulsetherapie eine akute therapeutische Intervention zur Beherrschung von Krisensituationen bei der chronischen Polyarthritis darstellt. Allerdings hält der Effekt in der Regel nur drei bis sechs Wochen an. Wie eine Reihe kontrollierter Doppelblind-Cross-Over-Studien gezeigt hat, wird der erosive Verlauf der chronischen Polyarthritis durch diese Therapieform nicht beeinflußt. In mehreren Studien konnte außerdem gezeigt werden, daß die Methylprednisolon-Pulsetherapie, wenn sie in Kombination mit einem Basistherapeutikum in der Frühphase der chronischen Polyarthritis angewendet wird, den Zeitraum zwischen Einleitung der Basistherapie und Ansprechen der Basistherapie wirksam überbrücken kann [19, 20, 26, 27, 29] (Abb. 9). NEEDS und Mitarbeiter [30] konnten kürzlich zeigen, daß auch die orale Gabe von jeweils 1 g Prednisolon an drei aufeinanderfolgenden Tagen initial zu einer ähnlich guten klinischen Besserung der chronischen Polyarthritis führt wie die intravenöse Pulsetherapie und daß dieser

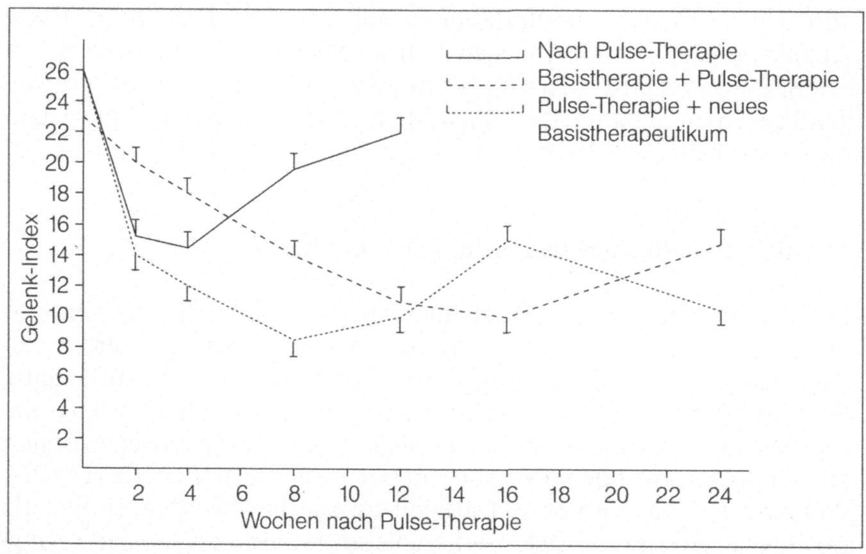

Abb. 9: Effekte einer Steroid-Pulsetherapie auf den Ritchie-Index. Die Meßpunkte sind Mittelwerte ± Standardabweichung der Mittelwerte (SEM) (nach SMITH et al) [9].

Effekt etwa sechs bis acht Wochen anhält. Im Gegensatz dazu sprechen Patienten mit einer ankylosierenden Spondylitis nicht auf eine Pulsetherapie mit Methylprednisolon an. In diesem Zusammenhang ist erwähnenswert, daß nicht alle rheumatischen Erkrankungen und auch nicht alle Phasen einer bestimmten rheumatischen Erkrankung steroidsensitiv sind [31]. Einigkeit besteht jedoch darüber, daß bei der Lupusnephritis und bei der Thrombozytopenie im Rahmen des systemischen Lupus erythematodes die Methylprednisolon-Pulsetherapie häufig auch dann noch wirksam ist, wenn bereits alle anderen Therapieformen versagt haben [32 - 34] (Abb. 10). Allerdings gibt es auch hier – wie bei den anderen rheumatischen Erkrankungen – keine Prädiktoren dafür, daß der entsprechende Patient auf eine solche Therapie anspricht. Ein weiterer Grund für die Attraktivität der Pulsetherapie ist der relative Mangel an schwerwiegenden Nebenwirkungen [20, 28, 35 - 37] (Tab. 4). In der Regel traten diese unerwünschten Effekte - wie z.B. ventrikuläre Arrhythmien, Herzinfarkt oder schwere Infektionen - vorwiegend bei Patienten auf, die an Erkrankungen des Herz-Kreislauf- oder des Immunsystems litten. Gegenwärtig ist allerdings unklar, ob tatsächlich derart hohe Dosen von

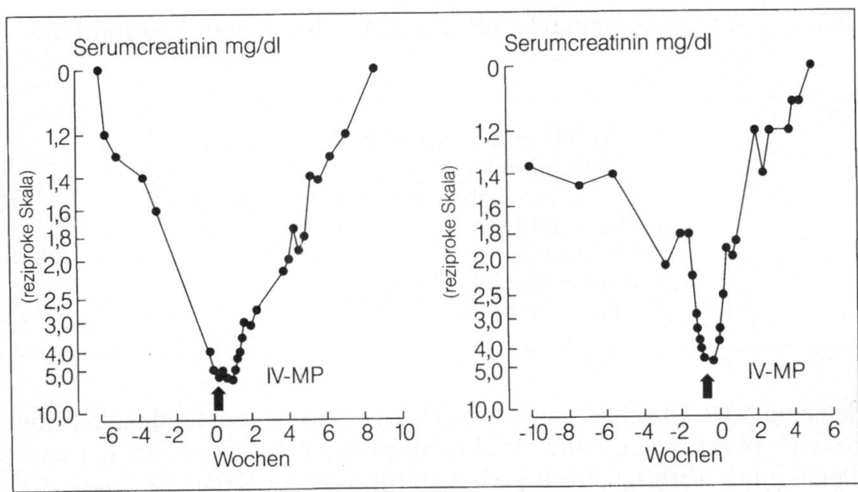

Abb. 10: Intravenöse Methylprednisolon-Pulsetherapie bei Lupusnephritis. Linke Seite der Abbildung: Nichtansprechen eines mul-
tisystemischen SLEs mit progressivem Nierenversagen bei einem 18jährigen Afrikaner auf eine Dosis von 60 mg Prednison/
die. Der Zeitpunkt der Gabe des intravenösen Methylprednisolon ist durch den Pfeil gekennzeichnet. Über einen Zeitraum
von sieben Jahren erhielt der Patient eine Erhaltungsdosis von
5 mg Prednison täglich, worunter die Serumkreatininwerte bei
1,0 mg/dl lagen. Die Serumkreatininwerte sind mittels rezipro-
kem Maßstab wiedergegeben. Rechte Seite: Nichtansprechen
auf eine Dosis von 35 mg Prednison/die eines multisystemi-
schen Lupus erythematodes mit progressivem Nierenversagen
infolge Lupus nephritis bei einer 22jährigen Patientin. Die intravenöse Gabe von Methylprednisolon ist durch den Pfeil angezeigt. Nach sieben Jahren Follow-up und Dauertherapie mit
15 mg Prednison beträgt der Serumkreatininwert 1,0 mg/dl
(Aus KIMBERLY RP [99]).

Methylprednisolon erforderlich sind, um akute Exazerbationen der
chronischen Polyarthritis zu kontrollieren. Unsere eigenen Erfahrungen
[38] decken sich mit denen anderer Autoren [30], die zeigen konnten, daß
sich solche Krisensituationen mit wesentlich geringeren Dosen genauso
effektiv beherrschen lassen. In einer von uns durchgeführten, offenen
Studie an 20 Patienten mit chronischer Polyarthritis konnten wir zeigen,

Tab. 4: Mögliche Nebenwirkungen einer Methylprednisolon-Pulse-therapie

1. Sekundentod/ventrikuläre Arrhythmien
2. Schwere Infektion
3. Vorübergehende Arthralgie/Synovitis
4. Hyperglykämie
5. Pankreatitis
6. Gastrointestinal-Blutung
7. Akute Psychose

daß eine orale Dosis von insgesamt 150 mg Prednisolon tendenziell eine bessere Wirksamkeit hatte als eine intravenöse Pulsetherapie bei etwa gleich guter Verträglichkeit [38]. Aufgrund dieser Resultate sowie der Ergebnisse der Arbeitsgruppe um NEEDS[30] ist eine orale Prednisolontherapie der intravenösen vorzuziehen. Die Therapie mit 30 mg Prednisolonäquivalent pro Tag über drei bis sechs Wochen mit einer ausschleichenden Therapiephase und Übergang zur intraartikulären bzw. periartikulären Infiltration erfreute sich noch vor Jahren großer Beliebtheit. Als Alternative wird heute die Dauertherapie mit niedriger Dosierung vorgezogen, die vor allem bei älteren Patienten mit chronischer Polyarthritis anwendbar ist. Es steht außer Zweifel, daß die Langzeitgabe von niedrig dosiertem Prednisolonäquivalent (2,5 - 10 mg pro Tag) bei guter Verträglichkeit zu einer deutlichen, dauerhaften Besserung der Entzündungsaktivität bei der chronischen Polyarthritis und der Polymyalgia rheumatica führen kann [39]. Unklar ist allerdings, ob diese Therapieform einen krankheitsmodifizierenden Effekt, sprich basistherapeutische Eigenschaften bei der chronischen Polyarthritis hat. Eine umfangreiche Literaturübersicht über die diesbezüglichen Publikationen der letzten Jahre von WEIS aus dem Jahre 1989 [40] scheint vielmehr zu belegen, daß Kortikosteroide krankheitsmodifizierende Eigenschaften bei der chronischen Polyarthritis haben. Die meisten in dieser Literaturübersicht angeführten Originalpublikationen dokumentieren, daß Kortikosteroide sowohl bei Kurz- als auch bei Langzeitanwendung effektive antiinflammatorisch wirksame Substanzen sind, die Schmerz und Steifigkeit der Gelenke signifikant besser beeinflussen als Plazebo und die außerdem den nichtsteroidalen Antirheumatika überlegen sind. Die Richtlinien und Erkenntnisse zur niedrig dosierten Langzeitkortikosteroidtherapie bei der chronischen Polyarthritis sind in Tab. 5 wiedergege-

Tab. 5: Richtlinien und Erkenntnisse zur niedrig dosierten Langzeit-
Kortikosteroidtherapie bei der chronischen Polyarthritis

- Dosierung < 10 mg Prednisolonäquivalent
- Einmalige morgendliche Gabe
- Vermeidung zu abrupter Dosisreduktion
- Vorwiegend geeignet für ältere Patienten
- Vorwiegend in fortgeschrittenen Krankheitsstadien
- Nur in Ausnahmefällen als Monotherapie
- Ideal als Begleittherapie für nicht ganz ausreichend wirksame Basistherapien
- Besonders gute Beeinflussung von Schüben durch kurzfristige Gaben höherer Dosen
- Nebenwirkungen (bis auf Osteoporose?)

ben. Es ist ersichtlich, daß diese Therapieform besonders als Begleittherapie für eine nicht ganz ausreichend wirksame Basistherapie geeignet ist. Außerdem stellt die niedrig dosierte Steroidtherapie bei den Risiken bzw. Unverträglichkeiten der nichtsteroidalen Antirheumatika eine echte Alternative dar, insbesondere da ihr Nebenwirkungsprofil akzeptabler ist als das anderer immunsuppressiver Medikamente.

1981 machte HIRATA [41] die aufsehenerregende Beobachtung, daß Patienten mit rheumatischen Erkrankungen in einem hohen Prozentsatz Autoantikörper gegen Lipocortin haben, während solche Autoantikörper bei gesunden Individuen nicht nachweisbar sind. Die Antilipocortin-Antikörperspiegel waren bei Patienten mit systemischem Lupus erythematodes (SLE) und chronischer Polyarthritis besonders hoch. Die Beobachtung legt die Vermutung nahe, daß diesen Autoantikörpern eine Rolle in der Ätiologie dieser Erkrankungen zukommt, indem sie „protektive" Proteine entfernen, die die Bildung von Eikosanoiden regulieren. Die Beobachtung von HIRATA wurde 1987 von PODGORSKI [42] bestätigt, der sowohl IgG- als auch IgM-Autoantikörper gegen Lipocortin bei Patienten mit SLE und chronischer Polyarthritis nachweisen konnte. Bei Patienten mit SLE waren diese Autoantikörper vorhanden, unabhängig davon, ob der Patient bereits mit Steroiden behandelt worden war oder nicht. Bei der chronischen Polyarthritis fanden sich erhöhte Titer lediglich bei mit Glukokortikoiden vorbehandelten Patienten. Bei beiden Erkrankungen jedoch bestand eine Korrelation zwischen der Höhe der Autoantikörper und dem klinischen Phänomen der „Steroidresistenz".

Dieses Phänomen konnte bei anderen entzündlichen Erkrankungen nicht beobachtet werden, unabhängig davon, ob Steroide gegeben wurden oder ob diese Krankheitsbilder „steroidresistent" waren. Die Vorstellung, daß die Gabe von Kortikosteroiden sowohl die Bildung von Autoantikörpern gegen Lipocortin als auch eine „Steroidresistenz" bei bestimmten empfänglichen Gruppen induziert, dürfte nicht ohne Einfluß auf unsere Vorstellung über eine Steroidtherapie bleiben.

Steroide bei Kollagenosen und Vaskulitiden

Die Kollagenosen und Vaskulitiden sind selten, gehen häufig mit einer verwirrenden Symptomatik einher und sprechen – trotz unbehandelt hoher Letalität – überraschend gut auf Kortikosteroide an. Für diese Krankheitsbilder gibt es keine eindeutigen Therapieempfehlungen für

Tab. 6: Prinzipien einer medikamentösen Therapie bei Kollagenosen

1. Nichtsteroidale Antirheumatika, solange keine lebensbedrohlichen systemischen Manifestationen auftreten
2. Engmaschige Kontrolle der Therapie
3. Falls Steroide erforderlich sind, so niedrig wie möglich dosieren
4. Einsatz von Zytostatika sollte erwogen werden, wenn Steroide nicht ausreichend wirksam sind oder sich schwere Steroidnebenwirkungen entwickeln

Tab. 7: Steroiddosierung bei Kollagenosen

Stufe	I	II	III	IV
Dosierung (MG-Prednisolon)	2,5 - 15	20 - 40	50 - 100	15 - 3000 (Pulse)
Indikation (Krankheitsverlauf)	mild	aktiv	hochaktiv	?
Aktivitätsindex (AI 0 - 10)	0 - 2	3 - 5	6 - 10	?

eine Monotherapie mit Kortikosteroiden bzw. die Kombination mit Immunsuppressiva. In den Tabellen 6 und 7 sind Therapievorschläge wiedergegeben. Als Initialtherapie im akuten Stadium ist eine hochdosierte Kortikoidtherapie angezeigt, gefolgt von Zytostatika bei Organmanifestationen. Bei den Kollagenosen mit Organbefall ist heute Zyklophosphamid das Zytostatikum der Wahl. Die Kortikoiddosis richtet sich nach dem Krankheitsverlauf und dem Aktivitätsindex (Tab. 7). Vaskulitiden sind schwere Erkrankungen, die unbehandelt rasch zum Tode führen können, bei Frühtherapie jedoch häufig vollständig ausheilen. Wichtig ist, sich die Verdachtsmomente einzuprägen, die eine genauere

Tab. 8: Klinische Zeichen für einen Verdacht auf Vorliegen einer Vaskulitis

Fieber unklarer Genese
Ischämiesymptome, vor allem bei jungen Personen
Mononeuritis multiplex, unklare ZNS-Prozesse
Schwere Allgemeinerkrankungen mit Gewichtsverlust
Befall mehrerer Organe
Palpable Purpura
Glomerulonephritis unklarer Ätiologie
Hüsteln, mit und ohne Röntgenbefund

Tab. 9: Therapeutisches Vorgehen bei Vaskulitiden

1. Suche nach auslösender Ursache, z.B. chemische Substanz, Bakterien
2. Behandlung der Grunderkrankung, z.B. rheumatoide Arthritis, SLE
3. Zuordnung innerhalb der Vaskulitiden, Feststellung eines eventuellen Organbefalls
4. Einsatz von Medikamenten, deren therapeutische Wirksamkeit bei einzelnen Syndromen gesichert ist
   a. Steroide **ALLEINE** bei fehlendem Befall innerer Organe sowie bei Arteriitis temporalis initial 1 mg/kg Körpergewicht (KG)
   b. Reduktion der Steroide gemäß Klinik und Labor (BKS), bei Arteriitis temporalis mindestens ein Jahr
   c. Zytostatische Therapie bei systemisch-nekrotisierenden Formen (z.B. Endoxan, 1-3 mg/kg KG, Bolustherapie?)

Abklärung veranlassen sollten (Tab. 8). Bekanntere Krankheitsbilder sind die Polyarteriitis nodosa, die Wegnersche Granulomatose sowie die Riesenzellarteriitis. Einige dieser Krankheitsbilder zeigen eine dramatische und dauerhafte Besserung unter Kortikosteroiden bzw. unter der Kombination dieser Medikamente mit Zytostatika (Tab. 9). Auch hier richtet sich das therapeutische Procedere stets nach der Grundkrankheit sowie der klinischen Klassifikation.

Glukokortikoide wirken bei der vaskulären Entzündung an verschiedenen Stellen. Systemisch gegeben, sollten sie theoretisch die Bildung von Prostazyklin, Thromboxan und Leukotrienen inhibieren. In in-vitro-Untersuchungen konnte jedoch gezeigt werden, daß zur Inhibition der Thromboxanbildung in den Thrombozyten größere Dosen von Glukokortikoiden nötig sind als zur Inhibition der Prostaglandinsynthese in der Gefäßwand [43]. Glukokortikoide in pharmakologischen Dosen inhibieren die Prostaglandinproduktion der Endothelzellen [44].

Intraartikuläre Steroidtherapie

Der Wert der intraartikulären Kortikosteroidinjektion zur symptomatischen Behandlung der Synovitis ist unbestritten [45]. Für den genauen Zeitpunkt des Einsatzes dieser Therapieform gibt es keine adäquaten Angaben. Die Injektion von Kortikosteroiden in entzündete rheumatische Gelenke kann die Schmerzen und Schwellungen und auch die Funktion länger und anhaltender bessern. Es gibt jedoch widersprüchliche Ansichten darüber, ob diese Injektion das Fortschreiten des erosiven Krankheitsprozesses verlangsamen kann [46-48]. Ungeachtet dieser Frage wird in der Mehrzahl der Fälle die Synovitis deutlich gebessert, wobei die Wirkungsdauer umgekehrt zur Löslichkeit des verwendeten Präparates ist.

Es sind mehrere, langsam wirkende Kortikosteroidpräparate im Handel. Eine intraartikuläre Injektion von 20 - 25 mg Triamcinolon-Hexacetonid kann die Entzündung in rheumatischen Gelenken bis zu drei Monaten unterdrücken. Diese Lokaltherapie hat den Vorteil, daß eine maximale Konzentration des Wirkstoffes am erwünschten Ort erreicht wird. Sie schließt aber hormonale Allgemeinwirkungen einschließlich einer Hemmung der Nebennierenrindenfunktion dabei nicht aus. Zusätzlich ist jede topische Therapie mit dem Risiko einer lokalen Schädigung belastet (Tab. 10). So liegen vereinzelt Fallberichte vor, die eine beschleunigte Gelenkdestruktion nach wiederholten intraartikulären Kortikosteroid-

Tab. 10: Unerwünschte Wirkungen lokaler Steroidinjektionen

1. Infektiöse Arthritis
2. Sehnenruptur
3. Destruierende Arthritis
4. Kristallsynovitis
5. Hautatrophie
6. Knorpelschädigung

injektionen dokumentieren [45]. Mehrere größere Studien konnten allerdings zeigen, daß eine Gelenkverschlechterung als Folge intraartikulärer Injektionen relativ selten auftritt [49 - 51]. In den Fällen, die eine Gelenkverschlechterung beschreiben, ist es häufig schwierig zu unterscheiden, ob es sich um Effekte der zugrunde liegenden Erkrankung oder des intraartikulär gegebenen Steroids handelt. Die Indikationen für eine intraartikuläre Steroidtherapie sind in Tab. 11 wiedergegeben. Insgesamt sollten pro Gelenk und Jahr nicht mehr als sechs Injektionen verabreicht werden.

Bei dieser Therapieform sind Kontraindikationen zu beachten. Zu den wichtigsten Risiken dieser Therapieform (Tab. 10) gehören die bakteriellen Infektionen [45, 52], die sich nicht nur durch Keimeinschleppung infolge ungenügender Asepsis oder Mißachtung einer bakteriellen Infektion in der Gelenkumgebung entwickeln können, sondern auch durch Schwächung der lokalen Abwehr im Gelenk, so daß sich ein gleichzeitig bestehender Allgemeininfekt im Gelenk ansiedeln kann. Die Angst vor einer Injektion von Steroiden in ein septisches Gelenk ist unbegründet. SNYDER und UNANUE berichteten 1982 [53], daß es nach

Tab. 11: Indikationen für die intraartikuläre Kortikoidinjektion

- Restituierende Entzündung in einem oder wenigen Gelenken bei chronischer Polyarthritis oder seronegativer Spondarthritis
- Exsudative Arthritis bei Gicht und Pseudogicht
- Aktivierte Arthrose
- Hydrops articulorum intermittens
- Zusatz zur Synoviorthese

einem so seltenen Vorkommnis zu keiner signifikanten Verschlechterung der Symptomatik kommt. Folglich kann man bereits vor dem mikrobiologischen Befund Steroide in ein solches Gelenk injizieren, falls das klinische Bild nicht eindeutig auf eine Infektion hinweist.
Die intrabursale Applikation von Steroiden bei nichtseptischen Bursitiden, wie z.B. einer Bursitis olecrani, führt zu einer Linderung und zu einem schnelleren Abheilen des Krankheitsbildes [54].

Infiltrationstherapie mit Steroiden

Für erfahrene Ärzte bietet die periartikuläre Injektion mit wasserlöslichen Zubereitungsformen, z.B. im Sehnenscheidenbereich, eine exzellente Behandlungsmöglichkeit. Interessant ist, daß die Beschwerden im Gegensatz zur intraartikulären Gabe langsamer zurückgehen. Auch bei therapieresistenten Insertionstendopathien, wie z.B. einer Epicondylitis lateralis humeri, können Steroide in Kombination mit einem Lokalanästhetikum in loco dolenti infiltriert einen lang anhaltenden therapeutischen Effekt haben. Allerdings konnten LILIUS et al. [55] in einer randomisierten, kontrollierten Studie zeigen, daß die punktuelle Infiltration der Muskelinsertionen, der „Triggerpoints" beim lumbalen

Tab. 12: Einsatzmöglichkeiten von Kortikosteroiden bei entzündlich-rheumatischen Gelenkerkrankungen

Krankheit	i. a.	p. a.	peroral Stoß	Dauer
Chronische Polyarthritis	+	+	+	(+)
Juvenile chronische Arthritis	(+)		(+) (Gelenke, Augen)	
Seronegative Spondarthritiden	+	+		
Ausnahme: Arthritis psoriatica	+	+	(+)	
Reaktive Arthritiden	+	+		
Ausnahme: Rheumatisches Fieber			+ (Herz)	
Polymyalgia rheumatica				+

Facettensyndrom mit Kochsalzinjektionen genauso effektiv ist wie mit Methylprednisolon. Nach lokalen Injektionsbehandlungen können aber auch systemische Effekte auftreten [13]. Eine einzige intraartikuläre Steroidinjektion kann die endogenen Hydrocortisonspiegel unterdrücken [56, 57], eine Hyperglykämie induzieren [58] oder eine Sichelzellkrise [59] herbeiführen. Eine Rötung des Gesichtes [60] tritt bei etwa 40 % der Patienten nach einer solchen Therapieform auf. Komplikationen sind selten. Zu ihnen gehören Atrophien der Haut und des subkutanen Gewebes sowie Kalzifikationen [61], septische Arthritiden [62] und möglicherweise Gelenkdestruktionen [63]. Eine Sehnenruptur kann bei lokaler Kortikoidinjektion entlang der Sehnenscheiden auftreten. Diese Komplikationen gibt es weitaus häufiger als es aufgrund der wenigen anekdotischen Berichte in der Literatur den Anschein hat [44, 64].
Eine Zusammenfassung der unterschiedlichen Einsatzmöglichkeiten von Kortikosteroiden bei den wichtigsten entzündlichen rheumatischen Erkrankungen ist in Tab. 12 dargestellt.

Mögliche Nebenwirkungen einer Steroidlangzeitbehandlung

Die Entscheidung für eine therapeutische Maßnahme, wie z.B. die Institution einer Steroidtherapie, erfordert die eingehende Berücksichtigung der damit verbundenen Risiken. Die klinischen Komplikationen, die unter einer Steroidtherapie auftreten können, sind vielfältig. Drei der möglichen Nebenwirkungen einer chronischen Steroidtherapie haben bedeutende klinische Implikationen. Unbestritten ist, daß durch eine Steroidtherapie eine Osteoporose [65] induziert werden kann. Widersprüchlich sind die Beobachtungen über das Auftreten peptischer Magengeschwüre [66 - 68]. In bezug auf die beschleunigte Entstehung einer Arteriosklerose gibt es erste Hinweise sowohl im Tierexperiment als auch beim Menschen [69 - 71]. Allein diese drei Beispiele verdeutlichen die Schwierigkeiten, denen sich ein Forscher beim Studium seltener Nebenwirkungen bei Patienten mit unterschiedlichen rheumatischen Erkrankungen gegenübersieht, die mit verschiedenen Dosisregimen ein- und desselben Medikamentes behandelt werden. Da die meisten der angeführten Nebenwirkungen in ihrer Ätiopathogenese weitgehend bekannt sind, soll hier nur auf eine in bezug auf die rheumatischen Erkrankungen wichtige Nebenwirkung eingegangen werden, die steroidinduzierte Osteoporose, insbesondere deshalb, weil die Lebenserwartung unserer rheumatologischen Patienten in den letzten 30 - 40 Jahren deutlich angestiegen ist.

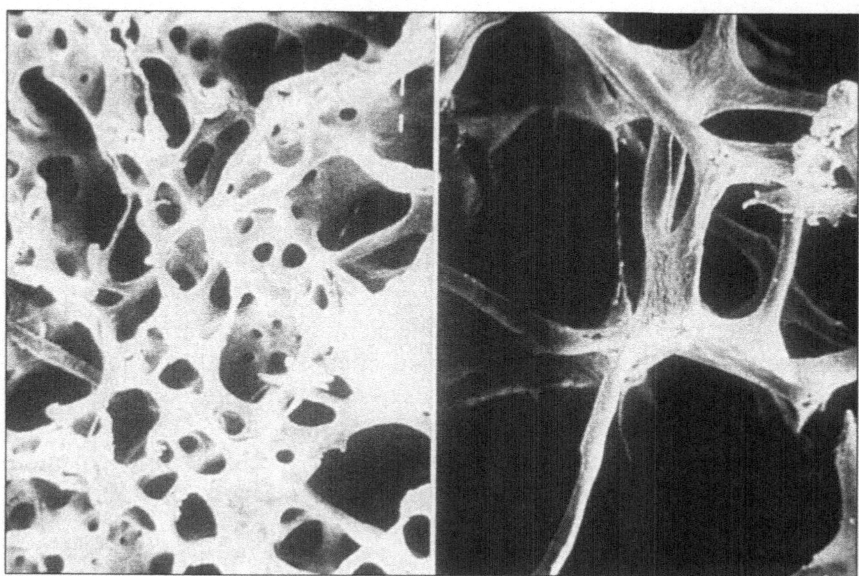

Abb. 11: Vergleich der Mikrostruktur einer normalen Knochenspongiosa mit der eines osteoporotischen Patienten (rechts). Deutlich ist auf der rechten Seite die für die Osteoporose charakteristische Abnahme der Trabekel zu erkennen.

Der Verlust an Knochenmasse unter einer Steroidtherapie betrifft vorwiegend den trabekulären Knochen [72 - 74] (Abb. 11). Mit Hilfe der Photonenabsorptiometrie konnte gezeigt werden, daß der Verlust an Knochenmasse im Bereich der Wirbelsäule größer ist als im proximalen Femur oder im Unterarm [75]. Hierfür spricht auch die Lokalisation der Frakturen, die unter einer Steroidtherapie auftreten. Keilwirbelbildung sowie Wirbelkörperkompressionsfrakturen sind häufige Komplikationen einer mit Steroiden behandelten chronischen Polyarthritis; sie kommen mit einer Häufigkeit von 11 - 20 % vor [76 - 79]. Wie hoch das Risiko für Frakturen an anderen Stellen des Skeletts bei solchen Patienten ist, läßt sich gegenwärtig nicht klar abgrenzen. Wie COOPER [80] in einer kontrollierten Studie in Großbritannien zeigen konnte, verdoppelt sich das Risiko für Schenkelhalsfrakturen unter einer Steroidtherapie. Es bleibt auch dann noch signifikant erhöht, wenn man eine Reihe von kontribuierenden Variablen korrigiert, wie z.B. Körpermassenindex, Rauchen, Alkoholkonsum und körperliche Inaktivität. Der Schweregrad des Verlustes an Knochenmasse korreliert mit der Dosis und der Dauer der Therapie und möglicherweise auch mit der Art der Erkrankung, für die die Steroide rezeptiert wurden [81].

Bei einer höheren Dosis als 15 mg Prednisolon täglich wurde bereits eine Malabsorption von Kalzium beschrieben, jedoch nicht für Dosen von 8 - 10 mg täglich [82]. Allerdings gibt es Hinweise darauf, daß die Osteoblastenfunktion schon bei Dosen von 5 mg Prednisolon täglich beeinträchtigt ist [83]. Bisher konnte eine Schwellendosis für Steroide, unterhalb der sich keine Osteoporose entwickelt, noch nicht eindeutig bestimmt werden. In einigen Fällen wurde ein signifikanter Verlust von Knochenmasse bei Patienten beschrieben, die täglich nur 2,5 mg bis 5 mg Prednisolon erhielten [84 - 86]. Unbestritten ist jedoch die Beziehung zwischen Dosen oberhalb von 7,5 mg Prednisolon täglich und der Verlustrate an Knochenmasse. Die Effekte der Kortikosteroide am Skelett beginnen unmittelbar nach Institution der Therapie. Frakturen treten häufig innerhalb des ersten Jahres auf [87] und longitudinal-histomorphologische Studien bei Patienten zeigen, daß es in der Frühphase einer Steroidtherapie zu einer sehr raschen Knochenresorption kommt, während in der danach folgenden Phase der Knochenabbau wesentlich langsamer vonstatten geht [88].

Die dritte Determinate, die den Verlust an Knochensubstanz bei steroidbehandelten Patienten beeinflußt, ist die zugrunde liegende Erkrankung. Eine Vielzahl von Studien wurde bei Patienten mit chronischer Polyarthritis durchgeführt, wobei diese Erkrankung durch eine ausgeprägte gelenknahe Osteoporose als Folge der Reduktion der Corticalis in diesem Bereich charakterisiert ist [89]. Ein solcher Corticalis-Schwund wird aber nicht bei Patienten beobachtet, die wegen ihres Asthmas mit Steroiden behandelt werden [90].

Die Pathogenese der steroidinduzierten Osteoporose beinhaltet einerseits die direkte Inhibition der Knochenneubildung, andererseits eine indirekte Steigerung der Knochenresorption [91] (Abb. 12). Glukokortikoide haben einen inhibitorischen Effekt auf Wachstum und Replikation von Osteoblasten in der Zellkultur [92, 93]. Außerdem haben sie einen negativen Effekt auf die Osteokalzinsynthese bei menschlichen Osteoblasten [94]. Dieser Effekt entsteht möglicherweise durch eine Interferenz zwischen dem Oberflächenrezeptor für 1,25 Dihydroxy-Vitamin-D. Die indirekten knochenabbauenden Effekte der Steroide werden möglicherweise durch eine Störung der Vitamin-D-induzierten Kalziumabsorption hervorgerufen [95]. Die begleitende Kalziummalabsorption resultiert in einem sekundären Hyperparathyreoidismus und einem

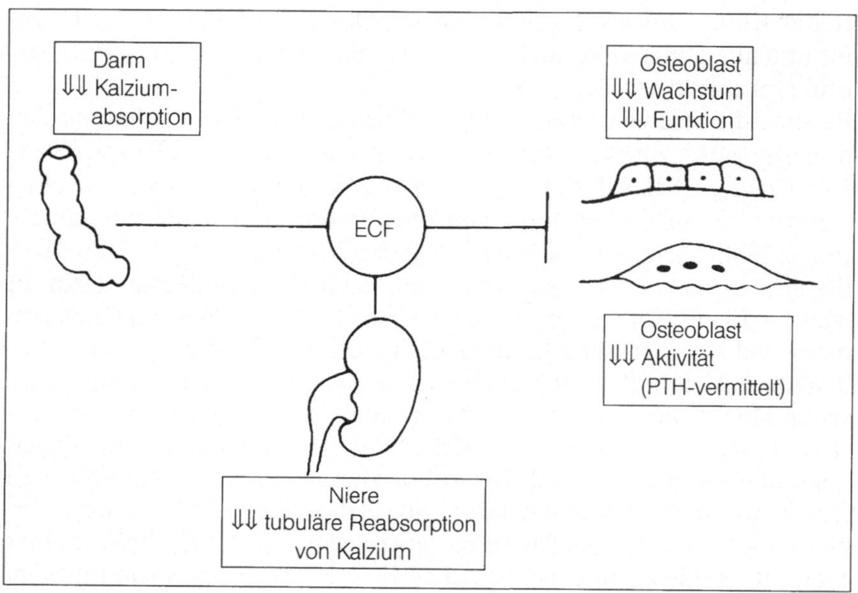

Abb. 12: Durch Kortikosteroide hervorgerufene Veränderungen des Kalzium- und Knochenstoffwechsels. Man beachte die Effekte auf die beiden Hauptknochenzelltypen sowie den Darm und die Niere. ECF = extrazelluläre Flüssigkeit

möglichen Anstieg von 1,25 Dihydroxy-Vitamin-D3, wobei beide Mechanismen die osteoklastenvermittelte Knochenresorption stimulieren [96].

Die Prävention und Behandlung der steroidinduzierten Osteoporose ist gegenwärtig ein Gebiet, auf dem intensiv geforscht wird [97]. Zu den potentiell präventiven Strategien gehören alternative Steroiddosierungs- und -anwendungsregime, wie die alternierende Therapie, die Methylprednisolon-Pulsetherapie, die Gabe von ACTH sowie die inhalative Therapie mit Kortikosteroiden. Allerdings führte keine dieser unterschiedlichen Therapieformen bisher zu ermutigenden Resultaten. Eine Prävention mit zusätzlichen Therapiemaßnahmen, insbesondere mit Östrogenen und Kalzium bei Frauen in der Menopause, scheint wirksam zu sein. Positive Ergebnisse mit alternativen Steroidpräparationen, wie z.B. dem Deflazacort, bedürfen einer weiteren Bestätigung. Deflazacort soll einen weniger ausgeprägteren katabolen Effekt auf den Knochenstoffwechsel haben als äquivalente Dosen von Prednisolon. In bezug auf die Behandlung einer bereits eingetretenen Osteoporose scheint eine orale Behandlung mit Diphosphonaten erfolgversprechend zu sein [98]. Abschließend bleibt festzustellen, daß Glukokortikoide ein wichtiges Element in der Therapie rheumatischer Erkrankungen sind. Unsere heutigen Kenntnisse und molekularbiologischen Einblicke in die Wirkmechanismen der Glukokortikoide harren aber noch der Einführung in die klinische Anwendung. Bisher tragen sie lediglich zum Verständnis der komplexen Effekte der Kortikosteroide bei. Nach wie vor ist die Therapie mit Steroiden vorwiegend eine rein empirische. Für den Kliniker bedeutet das auch weiterhin die sorgfältige Beobachtung und Beurteilung seiner Patienten, so lange wir an der Verbesserung der Methoden einer Steroidbehandlung forschen.

Literaturverzeichnis

1 VANE J. Inhibition of prostaglandin synthesis as a mechanism of action for aspirin-like drugs. Nat N Biol 1971; 231: 232.
2 HOCHBERG MC. NSAIDs: mechanisms and pathways of action. Hosp Pract 1989; 24: 185.
3 F ORREST N, BROOKS PM.Mechanism of action of nonsteroidal antirheumatic drugs. Baillieres Clin Rheumatol 1988; 2: 275.
4 ABRAMSON S, WEISSMANN G. The mechanisms of action of nonsteroidal antiinflammatory drugs. Arthritis Rheum 1988; 31: 1.
5 DURUM SK, SCHMIDT JA, OPPENHEIM JJ. Interleukin 1: an immunological perspective. An Rev Immunol 1985; 3: 263.
6 BEUTLER B, KROCHEN N, MILSARK IW, LUEDKE C, CERAMI A. Control of cachectin (tumor necrosis factor) synthesis mechanisms of endotoxin resistance. Science 1986; 232: 977.
7 RHODES J, IRANYI J, COZENS P.Antigen presentation by human monocytes effects of modifying major histocompatibility complex class II antigen expression and interleukin 1 production by using recombinant interferons and corticosteroids. Eur J Immunol 1986; 16 (4): 370.
8 BLOEMENA E, WEINREICH S, SCHELLENKENS PTA. The influence of prednisolone on the recirculation of peripheral blood lymphocytes in vivo. Clin Exp Immunol 1990; 80: 460.
9 HAYNES BF, FAUCI AS. The differential effect of in vivo hydrocortisone on the kinetics of subpopulations of human peripheral blood thymus-derived lymphocytes. J Clin Invest1978; 61: 703.

10 BAKKE AC, KIRKLAND PA, KITRIDOU RC, QUISMORIO FP, REA T, EHRES-MANN GR, HORWITZ DA.T lymphocyte subsets in systemic lupus erythematosus. Arthritis Rheum 1983; 26: 745.

11 RAZIUDDIN S, NUR MA, AL-WABEL AA. Increased circulating HLA-DR+ CD4+T-cells in systemic lupus erythematosus: alterations associated with prednisolone therapy. Scand J Immunol 1990; 31: 139.

12 BURCH RM, WEITZBERG M, BLOK N, MUHLHAUSER R, MARTIN D, FARMERS G, BATOR JM, CONNOR JR, KO C, KUHN W, McMILLANBA, RAYNOR M, SHEARER BG, TIFFANYC, WILKINS DE. N-(flourenyl-9-methoxycarbonyl) amino acids, a class of antiinflammatory agents with a different mechanism of action. Proc Natl Acad Sci USA 1991; 88: 355.

13 KIMBERLY RP. Steroids. Curr Opin Rheumatol 1990; 2: 510.

14 HARRISON RW III, LIPPMAN SS. How steroid hormones work.Hosp Pract Sept 1989; 15: 63.

15 BEATO M. Gene regulation by steroid hormones. Cell 1989; 56: 335.

16 EVANS RM. The steroid and thyroid hormone receptor superfamily. Science 1988; 240: 889.

17 HENCH PS, KENDALL EC, SLOCUMB CH, POLLEY HF. The effect of hormone of the adrenal cortex (17-hydroxy-11 dehydrocorticosterone: compound E) and of pituitary adrenocorticotrophic hormone on rheumatoid arthritis. Preliminary report ... Proceedings of the Staff Meeting of the Mayo Clinic 1949; 24: 181.

18 BUCHANAN WW, STEPHEN LJ, BUCHANAN HM. Are 'homeopathic' doses of oral corticosteroids effective in rheumatoid arthritis? Clin Exp Rheumatol 1988; 6: 281,

19 WALTERS MT, CAWLEY MID. Combined suppressive drug treatment in severe refractory rheumatoid disease: an analysis of the relative effects of parenteral methylprednisolone, cyclophosphamide, and sodium aurothiomalate. Ann Rheum Dis 1988; 47: 924.

20 HÄNTZSCHEL H, OTTO W, ARNOLD S, SEIDEL W, KRÜGER W, WINIECKI P, DIRD HA, DIXON JS, ASTBURY G, WRIGHT V. A comparison of prednisolone with azathioprine and prednisolone with intramuscular gold in rheumatoid arthritis. Clin Rheumatol 1988; 8: 181.

21 SHIPLEY ME, BACON PA, BERRY H, HAZLEMAN BL, STURROCK RD, SWINSON DR, WILLIAMS IA. Pulsed methylprednisolone in active early rheumatoid disease: a dose-ranging study. Br J Rheumatol 1988; 27:211.

22 BIJLSMA JWJ, DUURSMA SA, BOSCH R, RAYMAKERS JA, HUBER-BRUNING O. Acute changes in calcium and bone metabolism during methylprednisolone pulse therapy in rheumatoid arthritis. Br J Rheumatol 1988; 27: 215.

23 WILLIAMS IA, MITCHELL AD, ROTHMAN W, TALLETT P, WILLIAMS K, PITT P. Survey of the long term incidence of osteonecrosis of the hip and adverse medical events in rheumatoid arthritis after high dose intravenous methylprednisolone. Ann Rheum Dis 1988; 47: 930.

24 HANSEN TM, KRYGER P, ELLING H, HAAR D, KREUZFELDT M, INGEMAN-NIELSEN MW, OLSSON AT, PEDERSEN C, RAHBEK A, TVEDE N, WINGE J.

Double-blind placebo controlled trial of pulse treatment with methylprednisolone combined with disease modifying drugs in rheumatoid arthritis. Br Med J 1990; 301: 268.

25 WONG CS, CHAMPTION G, SMITH MD, SODEN M, WETHERALL M, GEDDES RA, HILL WR, AHEM MJ, ROBERTS-THOMSON PJ. Does steroid pulsing influence the efficacy and toxicity of chrysotherapy? A double blind, placebo controlled study. Ann Rheum Dis 1990; 49: 370.

26 CORKILL MM, KIRKHAM BW, CHIKANZA IC, GIBSON T, PANAYI GS. Intramuscular depot methylprednisolone induction of chrysotherapy in rheumatoid arthritis: a 24-week randomized controlled trial. Br J Rheumatol 1990; 29: 274.

27 KAPISINSZKY N, KESZTHELYI B. High dose intravenous methylprednisolone pulse therapy in patients with rheumatoid arthritis. Ann Rheum Dis 1990; 49: 567.

28 IGLEHART IW, SUTTON JD, BENDER JC, SHAW RA, ZIMINSKI CM, HOLT PA, HOCHBERG MC, ZIZIC TM, ENGLE EW, STEVENS MB. Intravenous pulsed steroids in rheumatoid arthritis: a comparative dose study. J Rheumatol 1990; 17: 159.

29 SMITH MD, BERTOUCH JV, SMITH AM, WEATHERALL M, AHERN MJ, BROOKS PM, ROBERTS-THOMSON PJ. The clinical and immunological effects of pulse methylprednisolone therapy in RA. I. Clinical effects. J Rheumatol 1988; 15: 229.

30 NEEDS CJ, SMITH M, BOUTAGY J, DONOVAN S, COSH D, McCREDIE M, BROOKS PM. Comparison of methylprednisolone (1 g IV) with prednisolone (1 g orally) in RA. J Rheumatol 1988; 15: 224.

31 EVARD F, NEUMANN V, HOPKINS R, WRIGHT V. Pulsed methylprednisolone therapy in rheumatoid arthritis [letter]. Ann Rheum Dis 1991; 50: 66.

32 BOUMPAS DT, PATRONAS NJ, DALAKAS MC, HAKIM CA, KLIPPEL JH, BALOW JE. Acute transverse myelitis in systemic lupus erythematosus: magnetic resonance imaging and review of the literature. J Rheumatol 1990; 17: 89.

33 DAVIES UM, ANSELL BM. Central nervous system manifestations in juvenile systemic lupus erythematosus: a problem of management. J Rheumatol 1988; 15:1720.

34 LIN C-Y, HSU H-C, CHIANG H. Improvement of histological and immunological change in steroid and immunosuppressive drug-resistent lupus nephritis by high-dose intravenous gamma globulin. Nephron 1989; 53: 303.

35 KIMBERLY RP. Corticosteroids and anti-inflammatory drugs. Rheum Dis Clin North Am 1988; 14: 203.

36 WALTERS MT, CAWLEY MID. Combined immunosuppressive drug treatment in severe refractory rheumatoid disease: an analysis of the relative effects of parenteral methylprednisolone, cyclophosphamide, and sodium aurothiomalate. Ann Rheum Dis 1988; 47: 924.

37 SHIPLEY ME, BACON PA, BERRY H, HAZLEMAN BL, STURROCK RD, SWINSON DR, WILLIAMS IA. Pulsed methylprednisolone in active early rheumatoid disease: a dose-ranging study. Br J Rheumatol 1988; 27: 211.

38 SEKKER W, SCHÖNMEHL W, ROHDE HJ, BRACKERTZ D. Prednisolon bei der chronischen Polyarthritis: Vergleich einer oralen systemischen mit einer intravenösen Stoßtherapie. Z Rheumatol 1984; 43(4): 222.

39 BYRON MA, KIRWAN JR. Corticosteroids in rheumatoid arthritis: is a trial of their disease modifying potential feasible? Ann Rheum Dis 1986; 46: 171.

40 WEISS MM. Corticosteroids in rheumatoid arthritis. Seminars Arthritis Rheum 1989; 19, NO.1: 9.

41 HIRATA F. The regulation of lipomodulin, a phopholipase inhibitory protein in rabbit neutrophils by phosphorylation. J Biol Chem 1981; 256: 7730.

42 PODGORSKI MR, GOULDING NJ, HALL ND et al. Autoantibodies to recombinant lipocortin in RA ans SLE. Br J Rheumatol 1987; 26 (Suppl): 54.

43 MAKILA UM. The effects of betamimetics and glucocorticoids on fetal vascular prostacyclin and platelet thromboxane synthesis in humans. Prostaglandins Leukotrienes Med 1984; 16: 11.

44 LEWIS GD, CAMPBELL WB, JOHNSON AR. Inhibition of prostaglandin synthesis by glucocorticoids in human endothelial cells. Endocrinology 1986; 119: 62.

45 GRAY RG, TENENBAUM J, GOTTLIEB NL. Local corticosteroid injection treatment in rheumatic disorders. German Arthritis Rheum 1981; 10: 231.

46 HOLLANDER J. Intra-synovial corticosteroid therapy in arthritis. Maryland State Medical Journal 1969; 19: 62.

47 HARDINJG JR. Controlled study of the long-term effects of 'total hand' injection. Arthritis Rheum 1979; 22:619.

48 McCARTHY DJ. Treatment of rheumatoid joint inflammation with triamcinilone hexoacetonide. Arthritis Rheum 1972; 22 (Abstr): 619.

49 HOLLANDER JL, JESSER RA, BROWN RR. Intrasynovial corticosteroid therapy: a decade of use. Bull Rheum Dis 1961; 11: 239.

50 BALCH HW, GIBSON JMC, EL-GHOBAREY AF. Repeated corticosteroid injections into knee joints. Rheumatol Rehabilit 1977; 16: 137.

51 STOLZER BL, EISENBEISCH JR, BARR JH JR et al. Intraarticular injections of adrenocorticosteroids in patients with arthritis. Ps Med 1962; 65: 911.

52 FRITZGERALD RH JR. Intra-synovial injection of steroids: Uses and abuses. Mayo Clin Proc 1976; 57: 665.

53 SNYDERD S, LU CY, UNANUE ER. Control of macrophage Ia expression in neonatal mice-role of a splenic suppressor cell. J Immunol 1982; 128(3): 1458.

54 SMITH DL, McAFEE JH, LUCAS LM, KUMAR KL, ROMNEY DM. Treatment of nonseptic olecranon bursitis: a controlled, blinded prospective trial. Arch Intern Med 1989; 149: 2527.

55 LILIUS G, LAASONEN EM, MYLLYNEN P, HARILAINEN A, GRÖNLUND G. Lumbar facet joint syndrome. J Bone Joint Surg (Br) 1989; 71: 681.

56 SHUSTER S, WILLIAMS JA. Adrenal suppression due to intraarticular corticosteroid therapy. Lancet 1961; II: 171.

57 DERENDORF H, MÖLLMANN H, GRÜNER A, HAACK D, GYSELY G. Pharmaco-

kinetics and pharmacodynamics of glucocorticoid suspensions after intra-articular administration. Clin Pharmacol Ther 1986; 39(3): 313.

58 BLACK DM, FILAK AT. Hyperglycemia with noninsulin-dependent diabetes following intraarticular steroid injection. J Fam Pract 1989; 28: 462.

59 GLADMAN DD, BOMBARDIE RC. Sickle cell crisis following intraarticular steroid therapy for rheumatoid arthritis. Arthritis Rheum 1987; 30(9): 1065.

60 PATTRICK M, DOHERTY M. Facial flushing after intra-articular injection of steroid. Br Med J (Clin Res) 1987; 295(6610): 1380.

61 GERSTER JC, FALLET GH. Periarticular hand hydroxyapathy desposition after corticosteroid injections. J Rheumatol 1987; 14: 1156.

62 MONTGOMERY SC, CAMPBELL J. Septic arthritis following arthroscopy and intra-articular steroids. J Bone Joint Surg (Br) 1989; 71: 540.

63 AGGARWAL S, KUMAR A. A cortisone-wrecked and bony ankylosed temporo-mandibular joint. Plast Reconstr Surg 1989; 83: 1084.

64 NOYES FR, GROOD ES, NUSSBAUM NL et al. Effect of intraarticular corticosteroids on ligament properties: a biochemical and histologic study in rhesus knees. Clin Orthop 1977; 123: 197.

65 BOCKMAN RS, WEINERMAN SA. Steroid-induced osteoporosis. Orthop Clin North Am 1990; 21: 97.

66 GLENN F, GRAFE W. Surgical complications of adrenal steroid therapy. Ann Surg 1967; 165: 1023.

67 SMYLLIE HC, CONNOLLY CH. Incidence of serious complications of corticosteroid therapy in respiratory disease: a retrospective survey of patients in the Brompton Hospital. Thorax 1968; 23: 571.

68 CONN HO, BLITZER BL. Nonassociation of adrenocorticosteroid therapy and peptic ulcer. N Engl J Med 1976; 294: 473.

69 NASHEL DJ. Is atherosclerosis a complication of longterm corticosteroid treatment? Am J Med 1986; 80: 925.

70 ROSENFELD S, MARMORSTON J, SOBEL H, WHITE AE. Enhancement of experimental atherosclerosis by ACTH in the dog. Proc Soc Exp Biol Med 1960; 103: 83.

71 LORENZEN I, HANSEN LJ. Effect of glucocorticoids on human vascular connective tissue. Vascular Disease 1967; 4: 335.

72 HAHN RJ. Corticosteroid-induced osteoporosis. Arch Intern Med 1978; 138: 882.

73 BAYLINK DJ. Glucocorticoid-induced osteoporosis. N Engl J Med 1983; 309: 306.

74 LUKERT BP, RAISZ LG. Glucocorticoid-induced osteoporosis: pathogenesis and management. Ann Intern Med 1990; 112: 352.

75 SCHAADT O, BOHR H. Bone mineral in lumbar spine, femoral neck and femoral shaft measured by dual photon absorptiometry with 153-gadolinium in prednisone treatment. Adv Exp Med Biol 1984; 171: 201.

76 BOLAND EW, HEADLEY NE. Management of rheumatoid arthritis with smaller (maintenace) doses of cortisone acetate. J Am Med Assoc 1950; 144: 365.

77 CURTESS PH, CLARK WS, HERNDON CH. Vertebral fractures resulting from prolonged cortisone and corticotrophin therapy. J Am Med Assoc 1954; 156: 467.
78 ADINOFF AD, HOLLISTER JR. Steroid induced fractures and bone loss in patients with asthma. N Engl J Med 1983; 309: 265.
79 LUENGO M, PICADO C, GUANBENS N, DEL RIO L, BRANCOS MA, MONTSERRAT JM. Bone loss in chronic corticodependent asthma. In: CHRISTIANSEN C, JOHANSEN JS, RIIUS BJ (Hrsg.). Osteoporosis. S. 1068. Osteopress: Copenhagen 1987.
80 COOPER C, BARKER DJP, WICKHAM C. Physical activity, muscle strength and calcium intake in fracture of the proximal femur in Britain. Br Med J 1988; 297: 1443.
81 REID DM. In: FRANCIS RM (Hrsg.). Osteoporosis: Pathogenesis and Management. S. 103. Kluwer: London 1990.
82 KLEIN RG, ARNAUD SB, GALLAGHER JC, DELUCA HF & RIGGS BL. Intestinal calcium absorption in exogenous hypercortisonism. J Clin Invest 1977; 6: 253.
83 LUND B, STORM TL et al. Bone mineral loss, bone histomorphometry and vitamin D metabolism in patients with rheumatoid arthritis on long-term glucocorticoid treatment. Clin Rheumatol 1985; 4:143.
84 CHESNEY RW, MAZESS RB, HAMSTRA AJ, DELUCA HF, O'REAGAN S. Reduction of serum 1,25-dihydroxyvitamin D, in children receiving glucocorticoids. Lancet 1978; II: 1123.
85 ALS OS, GOTFREDSEN A, CHRISTIANSEN C. Relationship between local and total bone mineral in patients with rheumatoid arthritis and normal subjects. Clin Rheumatol 1983; 2: 265.
86 ALS OS, GOTFREDSEN A, CHRISTIANSEN C. The effect of glucocorticoids on bone mass in rheumatoid arthritis patients. Arthritis Rheum 1985; 28: 369.
87 JEE WSS, PARK HZ, ROBERTS WE, KENNER GH. Corticosteroid and bone. Am J Anat 1970; 129: 477.
88 DUNCAN H. Osteoporosis in rheumatoid arthritis and corticosteroid induced osteoporosis. Orthop Clin North Am 1972; 3: 571.
89 COOPER C, POLL V, MCLAREN M, DAUNT SO'N, CAWLEY MID. Alterations in appendicular skeletal mass in patients with rheumatoid, psoriatic and osteoarthropathy. Ann Rheum Dis 1988; 47: 481.
90 REID DM, NICOLL J, KENNEDY NSJ et al. Bone mass in rheumatoid arthritis, polymyalgia rheumatica and asthma: disease determines susceptibility to corticosteroid induced osteoporosis. In: CHRISTIANSEN C, ARNAUD CD, NORDIN BEC, PARFITT AM, PECK WA, RIGGS BL (Hrsg.). Osteoporosis. S. 217. Department of clinical chemistry. Glostrup hospital: Copenhagen 1984.
91 PECK WA. The effects of glucocorticoids on bone cell metabolism and function. Adv Exp Med Biol 1984; 171: 111.
92 RODAN GA, MARTIN TJ. Role of osteoblasts in hormonal control of bone resorption - a hypothesis. Calscif Tissue Int 1981; 33: 349.

93 CHYUN YS, RAISZ LG. Opposing effects of prostaglandin E2 and cortisol on bone growth in organ culture. Clin Res 1982; 30: 387A.

94 BERESFORD JN, GALLAGHER JA, POSER JW, RUSSELL RGG. Production of osteocalcin by human bone cells in vitro. Effects of 1,25 (OH) 2D2, parathyroid hormone and glucocorticoids. Met Bone Dis Rel Res 1984; 5: 229.

95 BERESFORD JN, GALLAGHER JA, RUSSELL RGG. 1,25-Dihydroxyvitamin D2 and human bone derived cells in vitro. Effects on alkaline phosphatase, type 1 collagen and proliferation. Endocrinology 1986; 119: 1776.

96 HAHN TJ, HALSTEAD LR, BARON DT.Effects of short therm glucocorticoid administration in intestinal calcium absorption and circulating vitamin D metabolite concentrations in man. J Clin Endocrinol Metab 1981; 52: 111.

97 REID DM. Corticosteroid-induced osteoporosis. In: SMITH R (Hrsg.) Osteoporosis. S. 99. Royal College of Physicians: London 1990.

98 REID IR, KING AR, ALEXANDER CJ, IBBERTSON HK. Prevention of steroid-induced osteoporosis with (3-amino-1- hydroxypropylidene)-1,1-biphosphonate (APD). Lancet 1988; I: 143.

99 KIMBERLY RP. Pulse methylprednisolone in SLE. Clin Rheum Dis 1982; 8: 261.

Diskussion

Frage:
Herr Brackertz, Sie haben die Behandlung der Sarkoidose kurz angesprochen. Wir behandeln diese, wenn die Indikation gegeben ist, mit oralen Glukokortikoiden. Ich habe die Beobachtung gemacht, daß Patienten mit einer Sarkoidose in einer großen Spezialklinik im Schwarzwald generell auf Triamcinolon umgestellt werden. Gibt es für dieses Vorgehen eine wissenschaftliche Begründung? Kennen Sie Vorteile dieser Behandlung?

Antwort:
Die Gründe für die Umstellung von Sarkoidosepatienten in Höchenschwand im Schwarzwald auf Triamcinolon sind mir nicht bekannt. Uns allen ist aber bekannt, daß die Sarkoidose eine hohe Spontanheilungstendenz hat, und jeder Rheumatologe dürfte wissen, daß das auch für die Begleitarthritiden bei der Sarkoidose zutrifft. Ich persönlich habe bisher etwa 40 bis 50 Patienten mit Sarkoidose und Arthritiden gesehen. Im Bedarfsfall habe ich bei meinen Patienten jeweils Prednisolon mit gutem therapeutischen Erfolg eingesetzt. Die Patienten wurden mit einer Prednisolon-Stoßtherapie behandelt, beginnend mit 20 mg für drei Tage. Danach erfolgte eine Reduzierung der Dosis in Stufen von jeweils 5 mg,

wobei diese reduzierten Dosen ebenfalls für drei Tage appliziert wurden (20, 15, 10, 5 mg Prednisolon für jeweils drei Tage). Aus meiner rheumatologischen Sicht ist ein solches Dosierungsregime ausreichend, um die Arthritis und möglicherweise auch die Sarkoidose zu beherrschen. Persönlich habe ich noch keine Therapieversager unter diesem Regime gesehen. Einschränkend möchte ich aber hinzufügen, daß die Kollegen in Höchenschwand sicherlich 20 000 bis 30 000 Patienten mit Sarkoidose therapiert haben und unter einer Triamcinolontherapie möglicherweise bessere Erfolge bei der Sarkoidosetherapie beobachten.

Frage:
Auf einem Ihrer Dias haben Sie die Richtlinien für die niedrig dosierte Langzeit-Kortikoidtherapie bei der chronischen Polyarthritis gezeigt, und ich meine mich zu erinnern, daß Sie bei nicht ausreichender Wirksamkeit einer solchen Therapie zusätzlich den Einsatz von nichtsteroidalen Antirheumatika empfehlen. Wir endoskopieren im Moment unsere Patienten mit chronischer Polyarthritis, die eine Kombinationstherapie aus niedrig dosierter Steroid- und NSAR-Behandlung erhalten. Sehr häufig sehen wir bei solchen Patienten Komplikationen, wie Erosionen der Magenschleimhaut oder auch Ulzera, einhergehend mit der entsprechenden klinischen Symptomatik. Aufgrund dieser Resultate tendieren wir gegenwärtig dazu, bei unseren Patienten kurzfristig die Steroiddosis zu erhöhen, anstatt zusätzlich Diclofenac oder Indometacin zu verabreichen, da wir Angst vor den gastrointestinalen Komplikationen haben. Ich hätte gern gewußt, wann Sie bei solchen Patienten Magenschutzpräparate einsetzen.

Antwort:
Zunächst einmal muß ich richtigstellen, daß auf meinem Diapositiv über Richtlinien und Erkenntnisse zur niedrig dosierten Langzeit-Kortikosteroidtherapie bei der chronischen Polyarthritis diese Therapieform als ideale Begleittherapie für nicht ausreichend wirksame Basistherapien angeführt wird und nicht als Kombinationstherapie mit nichtsteroidalen Antirheumatika (Tab. 5). Wichtig ist natürlich bei sämtlichen Patienten, die mit nichtsteroidalen Antirheumatika behandelt werden sollen, eine gute Anamnese in bezug auf das frühere Vorkommen gastrointestinaler Komplikationen durchzuführen. Lassen sich solche unerwünschten Nebenwirkungen anamnestisch nicht eruieren, führen wir eine Therapie mit nichtsteroidalen Antirheumatika zunächst ohne gastroprotektive Medikation durch und hoffen, daß keine Komplikationen auftreten. Bei

stationären Patienten ist ein solches Vorgehen relativ risikolos; unter ambulanten Bedingungen ist eine engmaschige Kontrolle dieser Patienten – insbesondere in der Initialphase – dringend erforderlich. Wenn sich aufgrund der Anamnese Hinweise dafür ergeben, daß die Patienten möglicherweise in der Vergangenheit schon an Magenulzera erkrankt waren, führen wir gleichzeitig mit der antirheumatischen Behandlung eine gastroprotektive Therapie durch, d.h. wir geben zusätzlich Antazida und – falls erforderlich – auch H_2-Blocker.

Frage:
Herr Brackertz, in Ihrem Vortrag sagten Sie, daß die gesamte Steroiddosis morgens einzunehmen sei. Wir sind davon abgekommen, uns nur auf diese Morgendosis zu konzentrieren, die in der Vergangenheit ein Dogma gewesen ist. In der Rheumatologie ist es manchmal nicht möglich, nur einmal am Tag Steroide zu applizieren. Nicht selten kann man Kortikosteroide einsparen, wenn man sie abends verabreicht oder die Tagesdosis auf morgens und abends aufteilt, um herauszufinden, welche Dosis zu einem bestimmten Zeitpunkt die richtige ist.

Antwort:
Das ist auch bei uns üblich, aber wir beide wissen, daß es sich bei dem von Ihnen vorgetragenen Procedere um Sonderfälle handelt. Es gibt natürlich Patienten, die auch abends Steroide benötigen und erhalten. Sind hohe Dosen, wie z.B. 100 mg Prednisolon oder Prednisolonäquivalent pro Tag erforderlich, dann wird diese Gesamtdosis natürlich nicht als Einmaldosis am Morgen appliziert, sondern auf drei oder vier Tagesdosen aufgeteilt. Bei Reduzierung dieser Gesamtdosis verzichtet man zunächst auf die Abenddosis, dann auf die Nachmittags- und zum Schluß auf die Mittagsdosis. Es bleibt aber dabei, daß in Anbetracht des zirkadianen Rhythmus der endogenen Steroidproduktion auch weiterhin bei der großen Mehrzahl der Patienten die exogen zugeführte Steroidmedikation einmalig morgens verabreicht werden sollte.

Frage:
Noch eine Frage zur Höhe der Dosierung der Steroide bei der Pulsetherapie. Wir Rheumatologen streiten zum Beispiel hierüber mit den Nephrologen und behaupten, daß 100 mg Prednisolonäquivalent genauso effektiv sind wie 1 000 mg/die. Die Nephrologen verneinen das und sagen, daß zur Therapie einer Nephritis im Rahmen einer Wegenerschen Erkrankung 2 000 mg Prednisolon bzw. Prednisolonäquivalent

pro Tag erforderlich seien. Hierzu hätte ich gern Ihre Meinung bzw. die anderer Experten hier im Raum gehört.

Antwort:

In meinem Vortrag habe ich bereits darauf hingewiesen, daß bei den entzündlichen rheumatischen Erkrankungen Unterschiede in bezug auf das Ansprechen einer Steroidtherapie bestehen, daß nicht alle rheumatischen Erkrankungen auf diese Therapie ansprechen und auch nicht alle Phasen einer bestimmten rheumatischen Erkrankung steroidsensitiv sind. Wir wissen, daß bei der Lupusnephritis und bei der Thrombozytopenie im Rahmen des systemischen Lupus erythematodes die Methylprednisolon-Pulsetherapie häufig auch noch dann wirksam ist, wenn bereits alle anderen Therapieformen versagt haben. Im Gegensatz dazu sprechen Patienten mit einer ankylosierenden Spondylitis, bei denen der Achsenskelettbefall im Vordergrund steht, nicht auf diese Therapieform an. Warum das so ist, konnte bis heute nicht geklärt werden. Denkbar wäre, daß im Rahmen einer Steroidtherapie Autoantikörper gegen Lipokortin induziert werden, die zu einer „Steroidresistenz" führen, wie die Untersuchungen von Hirata und Podgorski vermuten lassen. Allerdings sagte mir Herr Schlaghecke, daß nach neuesten Untersuchungen Lipokortin keinen Effekt auf die Phospholipase A_2 hat. Wie dem auch sei, weitere Untersuchungen sind dringend erforderlich, und die Vorstellung, daß die Gabe von Kortikosteroiden sowohl die Bildung von Autoantikörpern gegen Lipokortin als auch eine Steroidresistenz bei bestimmten empfänglichen Gruppen induziert, dürfte nicht ohne Einfluß auf unsere Vorstellungen über eine Steroidtherapie bleiben.

Frage:

Könnte es sein, daß wir damit sogenannte protektive Proteine eliminieren oder unwirksam machen?

Antwort (Priv. Doz. Dr. Schlaghecke):

Die Autoantikörper können nicht in die Zelle eindringen, solange diese intakt ist. Sie kommen folglich nicht an den Wirkort, der intrazellulär liegen dürfte. Zu der hochdosierten Steroidtherapie muß generell gesagt werden, daß diese Therapieform zunächst rein empirisch war. In bestimmten Situationen, wie z.B. nach Nierentransplantationen, wurden initial 1 000 mg Prednisolon/die gegeben. Inzwischen weiß man, daß 500 mg/die ebenso wirksam sind wie die höhere Dosis. Initial war also sehr viel Willkürlichkeit und Feeling und wenig gesichertes Wissen dabei.

Antwort (Prof. Brackertz):
Ich glaube, mit der Dosisfindung bei der Steroidtherapie verhält es sich ähnlich wie mit der Dosisfindung bei den Kalziumantagonisten, die ja bekanntlich im Anfang viel zu niedrig dosiert wurden und bei denen die optimale therapeutische Dosis erst nach einigen Jahren und umfangreichen Studien bestimmt werden konnte.

Frage:
In den letzten Jahren, eigentlich im letzten Jahr, haben sich die Hinweise verstärkt, daß die niedrig dosierte Langzeit- Kortikosteroidtherapie bei der chronischen Polyarthritis noch weiter reduziert werden kann, indem man mehrmals täglich minimale Dosen appliziert, zum Beispiel statt 10 mg morgens viermal oder dreimal 1,5 bzw. 2 mg Prednisolon täglich. Haben Sie diesbezüglich eigene Erfahrungen?

Antwort:
Eigene Erfahrungen mit einem solchen therapeutischen Vorgehen haben wir nicht. Ich möchte aber in diesem Zusammenhang auf ein Problem aufmerksam machen, das bei einer solchen Therapieform auftreten kann, auf das Problem der Compliance der Patienten. In der Regel sind die Patienten mit rheumatischen Erkrankungen ältere Menschen, denen es wesentlich schwerer fällt als jüngeren, ein solches Dosierungsregime einzuhalten. Es sei in diesem Zusammenhang daran erinnert, wie häufig Hypertoniker und Diabetiker ungewollt vergessen, die mehrfach täglich verordneten Medikamente regelmäßig einzunehmen.

Frage:
Die Patienten mit rheumatischen Erkrankungen merken das sicherlich schneller als Patienten mit arterieller Hypertonie.

Antwort:
Patienten mit rheumatischen Erkrankungen korrigieren ihre Vergeßlichkeit unter Umständen mit einer höheren Steroiddosis.

Glukokortikoide in der Therapie chronisch-entzündlicher Darmerkrankungen

H. Huchzermeyer

Unter den chronisch-entzündlichen Darmerkrankungen, die sich klinisch vor allem durch Diarrhoen und/oder abdominelle Beschwerden äußern, sind Colitis ulcerosa und Morbus Crohn mit über 90 % die häufigsten und differentialdiagnostisch bedeutsamsten Erkrankungen, die vor allem aufgrund morphologischer Kriterien zu differenzieren sind. Infektiöse und medikamentenverursachte, wie ätiologisch noch unklare Colitiden, vermögen gleichfalls das Bild dieser beiden chronisch-entzündlichen Darmerkrankungen zu imitieren, so daß letztlich nur eine Synopsis von klinischem Befund, makroskopischem Aspekt, histologischem Befund, viralen, parasitären und bakteriologisch-serologischen Untersuchungen und schließlich der Verlauf der Erkrankung eine Differenzierung gestatten.

In Deutschland leiden über 50 000 Patienten an einer dieser chronisch-entzündlichen Darmerkrankungen, wobei mit ca. 3 000 Neuerkrankungen pro Jahr zu rechnen ist. Morbus Crohn und Colitis ulcerosa kommen bei beiden Geschlechtern etwa in gleichem Umfang vor und können in allen Altersstufen auftreten. Überwiegend betroffen sind Jugendliche und junge Erwachsene (bis 60 %), ein zweiter Erkrankungsgipfel findet sich aber auch nach dem 50. Lebensjahr.

Ätiologie und Pathogenese sind immer noch ungeklärt. Man vermutet ein multifaktorielles Geschehen, bei dem genetische, immunologische und Umweltfaktoren sowie Infektionen zur Diskussion stehen. Mit großer Wahrscheinlichkeit handelt es sich um antigenspezifische immunregulatorische Störungen, wobei es allerdings bisher nicht gelungen ist, ein Antigen (Bakterien, Viren, Parasiten, Nahrungsbestandteile, Verdauungsprodukte, Medikamente etc.) sicher zu identifizieren. Die epidemiologischen Fakten sprechen dafür, daß das Antigen relativ weit verbreitet sein muß und daß es auf genetisch disponierte Individuen mit besonderen immunologischen Umständen trifft, so daß die Entstehung und insbesondere auch die Perpetuierung der beiden Erkrankungen ermöglicht wird [23].

Die konservative Therapie von Colitis ulcerosa und Morbus Crohn ist komplex und umfaßt verschiedene medikamentöse und diätetische Therapieprinzipien. Mit ihnen läßt sich aber weder einzeln noch in Kombination eine Heilung erzielen. Mit einer auf jeden einzelnen Patienten abgestimmten Differentialtherapie ist es heute jedoch möglich, akute Schübe zu beherrschen und das Rezidivrisiko zu senken. Als Resultate zahlreicher multizentrischer Studien, die zur Etablierung einheitlicher Therapieschemata durchgeführt wurden, besitzen heute die Glukokortikoide in der medikamentösen Therapie einen besonderen Stellenwert, und sie werden neben den Aminosalizylaten als Standardsubstanzen angesehen [2, 23, 34, 35, 40].

Klinik der Colitis ulcerosa

Bei der Colitis ulcerosa sind die entzündlichen Veränderungen ausschließlich auf die Mukosa und Submukosa des Kolons beschränkt. Bei den meisten Erkrankungen (etwa 80 %) sind die unteren Kolonabschnitte betroffen, nur bei etwa 20 % kommt es zum Befall des gesamten Kolons. Der Befall der Schleimhaut, im Rektum beginnend, ist unabhängig von der Ausdehnung stets kontinuierlich mit häufig abnehmender Intensität nach proximal. Endoskopisch ist das Bild durch eine diffuse Rötung der Schleimhaut bis hin zu multiplen konfluierenden Erosionen und der Ulzera charakterisiert, histologisch durch ein entzündliches Infiltrat aus neutrophilen Granulozyten, Makrophagen und Lymphozyten mit Bildung der charakteristischen Kryptenabszesse. Als Grundlage für Therapie und Prognose hat es sich in der Klinik als sinnvoll erwiesen, verschiedene Krankheitsvarianten je nach Lokalisation und Ausdehnung, Schweregrad sowie Verlauf zu unterscheiden.
Allgemein gilt, je ausgedehnter der Entzündungsprozeß, desto schwerer ist das Krankheitsbild. Entsprechend verläuft eine Proktosigmoiditis in der Regel leichter als eine subtotale bis totale Colitis, und entsprechend weist - bei der beschriebenen Bevorzugung der unteren Kolonabschnitte - ein Großteil der Patienten (etwa 65 %) einen leichten Krankheitsverlauf auf. Hierbei treten als Leitsymptom nicht mehr als vier blutig-eitrigschleimige Durchfälle täglich auf, allgemeine Symptome fehlen meist. Als leichteste Form ist dabei die hämorrhagische Proktitis anzusehen, die auch bei langjährigem Verlauf selten (etwa 10 % der Fälle) auf proximale Kolonabschnitte übergreift. Beim mittelschweren Verlauf, den etwa 25 % der Patienten aufweisen, steigt die Zahl der Stuhlentleerungen

auf fünf bis acht pro Tag. Hinzu kommen Appetitlosigkeit, Gewichtsverlust und intermittierende Temperaturerhöhungen. Bei ca. 10 % der Patienten ist ein schwerer Verlauf zu beobachten. Profuse Durchfälle, Tenesmen, druckempfindliches Abdomen, Fieber, Anorexie, Gewichtsabnahme, Verlust von Blut, Wasser, Elektrolyten und Vitaminen durch den Stuhl charakterisieren das Bild und führen zu Exsikkose und starker Hinfälligkeit. Die schwerste Verlaufsform stellt das toxische Megakolon dar, bei dem die Entzündung auf die gesamte Darmwand übergreift. Charakteristisch ist die massive Überblähung des gesamten Kolons oder bestimmter Teile, vor allem des Colon transversum.

Unabhängig von der Topographie des Befalls lassen sich im wesentlichen zwei Verlaufsformen unterscheiden: ein schubweiser Verlauf (60 - 75 % der Patienten), d.h. Remissionen wechseln mit Exazerbationen, und ein chronischer Verlauf mit unverändert anhaltender Aktivität ohne Remission (5 - 20 %) [23].

Klinik des Morbus Crohn

Der Morbus Crohn kann prinzipiell im gesamten Verdauungstrakt, vom Mund bis zum Anus, mit deutlicher Bevorzugung des terminalen Ileums und des Kolons auftreten, wobei Kombinationen relativ häufig sind. Die Entzündung erfaßt nicht nur die oberflächlichen, sondern alle Wandschichten, und durch die Mitbeteiligung des Bindegewebes kommt es in der verdickten Wand zu Vernarbungs- und Schrumpfungsprozessen mit der Gefahr der Stenose-, Fistel- und Abszeßbildung. Der Befall ist diskontinuierlich, d.h. erkrankte Areale, endoskopisch kenntlich an aphthoiden Läsionen und Ulzera, wechseln mit gesunden. Im Gegensatz zu

Tab. 1: Intestinale Symptome bei Morbus Crohn

Abdominelle Beschwerden („Pseudoulkus", „Pseudoappendizitis")
Chronische Durchfälle (mit oder ohne Fieber)
Analläsionen (Fistel, Fissur, Abszeß)
Gewichtsabnahme
Erbrechen
Abdominelle Resistenzen durch Konglomerattumoren
Ileus
Innere Fisteln

Colitis ulcerosa läßt sich der Morbus Crohn nicht nur in bezug auf die Lokalisation, sondern auch in bezug auf den klinischen Verlauf weniger schematisieren. Der Beginn ist in der Regel schleichend und selten exakt festzulegen, die Symptomatik ist ausgesprochen variabel, ein Verlauf in Schub- und Remissionsphasen ist schwer abzugrenzen, die Progredienz ist weniger deutlich und damit unberechenbar. Abdominelle Schmerzen und in zweiter Linie Diarrhöen sowie Gewichtsabnahme sind die Leitsymptome (Tab. 1).

Gelegentlich fehlen sämtliche intestinalen und die noch zu besprechenden extraintestinalen Symptome - subfebrile bis febrile Temperaturen, eine erhöhte BSG, eine Anämie oder eine Thrombozytose sind die einzig faßbaren Hinweise auf das Vorliegen eines Morbus Crohn. Im Kindesalter kann lange vor dem Auftreten einer Darmsymptomatik eine Einschränkung des Längenwachstums das einzige Symptom sein.

Vor Beginn der Therapie müssen Lokalisation und Ausdehnung der Crohn-Läsionen festgelegt werden. Endoskopische Verfahren geben Auskunft über das Befallmuster im oberen und unteren Intestinaltrakt, radiologische über den Dünndarmbefall. Je nach Intensität der Diagnostik differieren die Angaben über die Verteilung der Crohn-Manifestationen im Verdauungstrakt erheblich. Im oberen Verdauungstrakt dürften sie durchschnittlich in 3 - 7 %, ausschließlich im terminalen Ileum in 26 - 30 %, im Ileum und angrenzenden Kolon in 40 - 55 % und allein im Kolon in 17 - 27 % der Fälle gesehen werden. Die Läsionen im proximalen Intestinaltrakt gleichen dabei denen im distalen Darmtrakt. Entsprechend findet sich auch hier ein sehr variables Bild [23, 24].

Bei beiden chronisch-entzündlichen Darmerkrankungen fußt die morphologische Sicherung der Diagnose auf endoskopischen, radiologischen und sonographischen Befunden, wobei heute die Endoskopie in Verbindung mit der histologischen Befundung der Biopsie die effektivste Maßnahme darstellen dürfte (Tab. 2). Da gerade die Symptomatik beim Morbus Crohn atypisch, komplex und sehr variabel sein kann, empfiehlt sich die Kombination mehrerer diagnostischer Verfahren.

Neben der Sicherung der Diagnose und der Festlegung der Ausdehnung der Erkrankung hat die Diagnostik die Beurteilung der entzündlichen Floridität zum Ziel. Gerade die Therapie des Morbus Crohn orientiert sich an der Aktivität des Krankheitsprozesses, wobei sich spezielle Aktivitätsindices für die Einschätzung des Entzündungsstadiums als hilfreich erwiesen haben [5, 14]. Der Aktivitätsindex nach BEST (CDAI), in verschiedenen Studien bewährt, ist am weitesten verbreitet und hat sich auch für die Praxis als ausreichend gut und praktikabel erwiesen. Im aku-

Tab. 2: Endoskopische Differenzierung von Colitis ulcerosa und Morbus Crohn

	Colitis ulcerosa	Morbus Crohn
Frühstadium	Rötung, vermehrte Verletzlichkeit	Aphthoide Läsionen
Florides Stadium	Diffuse Rötung, Blutung, Erosionen und Ulzera, aufgehobene Gefäßzeichnung	Landkartenartige Ulzera, Stenosen, Fisteln
Chronisches und/oder inaktives Stadium	Pseudopolypen, atrophische Mukosa	Pflastersteinrelief, narbige Atrophie

ten Stadium bei einem CDAI über 150 Punkte wird obligat medikamentös behandelt, unabhängig davon, ob es sich um eine Erstmanifestation oder ein Rezidiv handelt. Es ist allerdings bei der Erstellung des Aktivitätsindex nach BEST zu beachten, daß narbige Stenosen und auch entzündliche Komplikationen, wie Abszeß, Empyem und Fistel, eine erhöhte entzündliche Aktivität vortäuschen können. Vor einer Glukokortikoidtherapie sollten z.B. durch bildgebende Verfahren derartige infektiöse Komplikationen (wie Konglomerattumoren) ausgeschlossen werden, um keine Perforation oder Sepsis zu riskieren.

Extraintestinale Begleitkrankheiten

Bei 60 - 80 % der Patienten mit Colitis ulcerosa sowie Morbus Crohn können im Laufe des Lebens verschiedene extraintestinale Manifestationen und Komplikationen auftreten (Tab. 3) [15, 23, 42]. Die extraintestinalen Manifestationen, deren Ätiologie und Pathogenese wie bei den Grundkrankheiten nicht bekannt sind, treten am häufigsten bei der Crohn-Colitis, aber auch bei der Ileocolitis und bei der Colitis ulcerosa, seltener dagegen bei der Ileitis terminalis mit isoliertem Befall des distalen Ileums auf.

Arthropathien, deren Häufigkeit bis zu 35 % beträgt, können sich einmal als periphere Arthropathie und zum anderen als Spondylarthropathie

Tab. 3: Extraintestinale Manifestationen bei chronisch-entzündlichen-Darmerkrankungen

1. Colitis-assoziierte Begleitkrankheiten
- Periphere Gelenke: Arthritis, Arthralgie
- Haut und Schleimhaut: Erythema nodorum
                             Pyoderma gangraenosum
                             Stomatitis aphthosa
- Augen: Iritis, Episkleritis, Konjunktivitis etc.
- Lunge: Fibrosierende Alveolitis, interstitielle
                             Fibrose, pulmonale Vaskulitis etc.
- Herz: Perikarditis, Perimyokarditis
- Autoimmun-hämolytische Anämie

2. Genetisch-assoziierte Begleitkrankheiten
Arthropathie des Achsenskeletts (Sakroileitis, Spondylitis)

3. Sonstige Begleitkrankheiten
- Leber- und Gallenwegserkrankungen
- venöse und arterielle Thrombosen
- Periostitis
- Nephritis, Hydronephrose
- Pankreatitis
- Amyloidose

4. Folgen einer gestörten Darmfunktion
- **Vitamin(A, B_{12}, C, D, E)-Mangel**
Osteopathie, Muskelatrophie, Anämie, Hyperkeratosen, Nacht-blindheit, Innenohrschwerhörigkeit, Geschmacksstörungen
- **Mineral(Fe, Ca, Mg, Zn)-Mangel**
Anämie, Osteopathie, Oligospermie, Immundefizienz, Wachstumsstörung
- **Eiweißmangel**
Ödembildung, Minderung von Transportproteinen
- **Gallensäurenverlust**
Gallensteine, Steatorrhoe
- **Hyperoxalurie**
Nierensteine

manifestieren. Die periphere Arthritis findet sich bevorzugt an den großen und mittelgroßen Gelenken der unteren Extremitäten, typischerweise nicht destruierend und seronegativ, und zeigt einen asymmetrischen Befall. Im Gegensatz zur Arthritis der peripheren Gelenke ist die Arthropathie des Achsenskeletts (Sakroileitis und Spondylitis) bei hoher Assoziation mit dem HLA-B 27 in vielen Fällen eine genetisch determinierte Begleiterscheinung, die sich klinisch und radiologisch nicht von der idiopathischen, ankylosierenden Spondylitis unterscheidet [6].

Hauterkrankungen wie Erythema nodosum und Pyoderma gangraenosum sind bei bis zu 20 % zu erwarten, *Augenmanifestationen* wie Iridozyklitis, Keratokonjunktivitis, Ulcus corneae, orbitale Myositis, Episkleritis, Uveitis wie retrobulbäre Neuritis bei bis zu 10 %.

Bei bis zu 50 % der Patienten finden sich *Lungenfunktionsstörungen,* die jedoch selten klinisch von Bedeutung sind. Das Spektrum der pulmonalen Begleiterkrankungen, oftmals bioptisch gesichert, ist vielgestaltig: pulmonale Vaskulitis, interstitielle Pneumonie, interstitielle Lungenfibrose, fibrosierende Alveolitis, chronisch-eitrige Bronchitis, Bronchiektasen, granulomatöse Lungenerkrankungen, Asthma bronchiale, extrathorakale Atemwegsobstruktion. Bei den bisher beschriebenen Fällen handelt es sich in erster Linie um Patienten mit Colitis ulcerosa. Bei einigen Patienten trat die Lungenkomplikation simultan mit der Colitis auf, bei anderen wiederum erst mehrere Jahre nach Diagnose der Darmerkrankung, unabhängig von der entzündlichen Aktivität.

Die Zusammenhänge zwischen entzündlichen Darmerkrankungen und dem relativ häufigen Auftreten von *Leber- und Gallenwegserkrankungen* sind gleichfalls nicht geklärt. Wahrscheinlich ist für das Auftreten dieser verschiedenen Erkrankungen, die relativ unabhängig von der Aktivität der Grundkrankheit sind, ein multikonditionelles Ursachengefüge verantwortlich, das sich aus toxischen, bakteriellen, immunologischen, medikamentösen und ernährungsbedingten Faktoren zusammensetzt (Tab. 4).

Seltene weitere Begleitkrankheiten mit einer Häufigkeit unter 1 % sind

Tab. 4: Hepatobiliäre Komplikationen

Bevorzugtes Vorkommen bei Morbus Crohn
Cholelithiasis, granulomatöse Hepatitis, Leberabszeß, Amyloidose
Bevorzugtes Vorkommen bei Colitis ulcerosa
Primär sklerosierende Cholangitis, Cholangiokarzinom
Gleich häufig bei beiden Erkrankungen
Fettleber, Pericholangitis, Zirrhose

eine sekundäre *Amyloidose* mit Ablagerungen in Mukosa und Submukosa von Intestinaltrakt, Nieren, Nebennieren, Milz, Leber oder Herz – eine Komplikation, die bei Generalisation des Organbefalls schicksalsbestimmend werden kann – eine nekrotisierende *Vaskulitis,* arterielle und venöse Thrombosen, Thrombembolien (als Folge einer Thrombozytose, einer plasmatischen Störungen oder einer Steroidtherapie), eine *Pankreatitis* sowie eine *Nephritis.*

Die ebenfalls seltene Manifestation am Herzen äußert sich als *Perikarditis* bzw. *Perimyokarditis.* Nicht selten findet sich gleichzeitig ein Perikarderguß. Ebenso kann die Perikarditis von kleinen, meistens linksseitigen Pleuraergüssen begleitet sein. Die Karditis tritt meistens in Phasen hoher entzündlicher Aktivität der Darmerkrankung auf. Allerdings sind auch Fälle während der Remission bzw. nach Entfernung der erkrankten Darmabschnitte bekannt geworden. Bei einem Patienten entwickelte sich die Perikarditis sogar zwei Jahre vor Beginn der Colitis.

Die Folgen einer gestörten Darmfunktion sind die extraintestinalen Komplikationen. Die Störungen im Wasser- und Elektrolythaushalt (Verluste von Na, Cl, K, Ca, Mg), hypochrome oder megaloblastäre Anämien (durch Blutverluste sowie durch Eisen-, Folsäure- und/oder Vitamin B_{12}-Mangel), sensorische Funktionsstörungen (Nachtblindheit, Innenohrschwerhörigkeit, Geschmacksstörungen) und hyperkeratotische Hautveränderungen (durch Vitamin A- und Zinkmangel), Blutgerinnungsstörungen (z.B. durch das Fehlen fettlöslicher Vitamine), Hypoproteinämien, Muskelatrophie, Osteopathie sowie Wachstumsstörungen bei jugendlichen Patienten finden ihre Erklärung in Malabsorption, Durchfällen, exsudativer Enteropathie oder in unzureichender Nahrungszufuhr durch den Patienten. Eine vermehrte Gallensteinbildung als Folge vermehrter Gallensäurenverluste sowie eine gesteigerte Nierensteinbildung als Folge vermehrter Oxalatresorption bei Steatorrhoe, aber auch als Folge starker Wasser- und Elektrolytverluste und eines zu sauren pH-Wertes des Harns, sind ebenfalls als metabolische Folgen eines ausgedehnten Dünndarmbefalls bzw. einer Dünndarmresektion verständlich [1, 15, 23, 42, 50].

Im Zusammenhang mit einer Glukokortikoid-Langzeittherapie wird das Auftreten einer Osteopathie speziell bei Morbus Crohn diskutiert. Die Crohn-Osteopathie, klinisch häufig inapparent, stellt sich bei 30 - 40 % der Erkrankten als Osteoporose, als Osteomalazie oder als Kombination beider dar. Sicherlich tragen Glukokortikoide, deren wiederholte oder oft langdauernde Gabe gerade bei den chronisch-entzündlichen Darmerkrankungen nötig ist, zur Entwicklung einer Osteopathie bei, und zwar über eine verminderte Resorption von Kalzium im Darm, über eine Stimulierung der Osteoklasten und eine Hemmung der Osteoblasten sowie über einen erhöhten Eiweißkatabolismus, wobei wahrscheinlich die kumulative Gesamtdosis der entscheidende Faktor ist. Zahlreiche weitere Faktoren dürften jedoch pathogenetisch von größerer Bedeutung sein. Die, abhängig von der Aktivität der Erkrankung, mehr oder minder gestörte Funktion der Schleimhaut, die Ausdehnung des Befalls, die operative oder durch Fisteln bedingte Reduktion der Resorptionsfläche, die Dekonjugation der Gallensäuren durch bakterielle Überwucherung, der gesteigerte enterale Gallensäurenverlust bei Befall oder Resektion des Ileums, der vermehrte intestinale Eiweißverlust mit eventuell nachfolgender exokriner Pankreasinsuffizienz und Malassimilation sind hier ebenso zu nennen wie Malnutrition, unzureichende Sonnenlichtexposition, zu geringe körperliche Aktivität und insbesondere auch die Dauer der Erkrankung. Diese multifaktorielle Genese der Crohn-assoziierten Osteopathien macht verständlich, daß auch bei der Colitis ulcerosa, bei der der Entzündungsprozeß auf das Kolon beschränkt ist, Osteopathien auftreten können, wenn dies auch weniger häufig der Fall ist [21, 30].

Medikamentöse Behandlungsmöglichkeiten

Da Ätiologie und Pathogenese der beiden chronisch-entzündlichen Darmerkrankungen bis heute ungeklärt sind, muß sich die medikamentöse wie auch die diätetische Therapie auf die symptomatische Beeinflussung des entzündlichen Prozesses und seiner Folgeerscheinungen beschränken. Zahlreiche Pharmaka, die in der Vergangenheit auf ihre Wirksamkeit überprüft wurden, wie Antibiotika, Natriumchromoglykat, Levamisol, Transferfaktor, Interferon, BCG-Extrakte, Penicillamin, Vitamin A, Superoxid-Dismutase etc., haben nicht überzeugen können. Das gleiche gilt auch für andere therapeutische Modalitäten wie Plasmapherese und orthograde Darmspülungen.
Ob zukünftig eine Medikation von ungesättigten Fettsäuren (Fischöl), polyvalenten 7-S-Immunglobulinen, Methotrexat, Sucralfat, Clonidin, Cyclosporin A (erste positive Resultate in kontrollierten Studien), Inhibitoren der Aktivität der Zyklo- und Lipoxygenasen, antiviralen Immunmodulatoren, IL-1-Inhibitoren, Antagonisten des Plättchen aktivierenden Faktors (PAF) wie auch der Effekt einer kohlenhydratarmen Diät in der Behandlung des akuten Schubes wie in der Erhaltung der Remission von therapeutischem Nutzen sein werden, muß in kontrollierten Studien weiterhin überprüft werden.

Nach wie vor sind demnach Glukokortikoide und Aminosalizylate bei beiden chronisch-entzündlichen Darmerkrankungen die Medikamente der ersten Wahl, die bei spezieller Indikation in begrenztem Umfang durch Azathioprin (steroidsparender Effekt) und Metronidazol (aktiver Morbus Crohn) ergänzt werden können.

Glukokortikoide

Die Einführung der Kortikosteroide in den 50er Jahren revolutionierte die konservative Therapie der chronisch-entzündlichen Darmerkrankungen. Die erste Doppelblindstudie aus dem Jahre 1955 stammt von TRUELOVE und WITTS, die bei aktiver Colitis ulcerosa mit 100 mg Cortison im Vergleich zu Plazebo Remissionen erzielten [48]. Seither wurde in zahlreichen Studien die Wirksamkeit der Glukokortikoide eindrucksvoll belegt. Sie erwiesen sich als die am schnellsten wirkenden Pharmaka mit ähnlich gutem Effekt bei beiden Erkrankungen [2, 20, 27, 28, 40, 49]. Die Wirkungen der Glukokortikoide sind komplex, sie greifen durch Beeinflussung verschiedener Zellsysteme (Lymphozyten, Monozyten, Makrophagen, Neutrophile, Mastzellen), humoraler Faktoren der Immunantwort sowie von Mediatoren in Entzündung und Abwehr ein. Speziell hemmen Glukokortikoide, wie die Aminosalizylate, die Prostaglandin- und Leukotriensynthese. Dies ist auf eine Hemmung der Phospholipase A_2 zurückzuführen, so daß aus den Membranphospholipiden Arachidonsäure nicht bereitgestellt und damit der Zyklooxygenase bzw. der Lipoxygenase das Substrat entzogen wird. Dadurch wird die Synthese von Prostaglandinen, Prostazyklin, Thromboxan und Leukotrienen, die an der Auslösung entzündlicher Vorgänge mitbeteiligt sind, inhibiert [4, 12, 13, 18, 19, 29].
Bei der Colitis ulcerosa wurde eine enge Beziehung zwischen Wirkung und Dosis gefunden, 40 - 60 mg Prednisolon/die waren signifikant wirksamer als 20 mg/die [3]. Die Remissionsrate hängt dabei von der Ausdehnung und dem Schweregrad der Colitis ulcerosa ab. Bei schweren Formen gelingt es nach ein bis zwei Wochen in 40 - 55 %, eine Remission zu erzielen, bei mäßig aktiven Verläufen in 60 - 80 %. Allerdings rezidivieren ohne Prophylaxe 30 - 60 % dieser Patienten in den nächsten ein bis zwei Jahren [3, 26, 27, 31, 35, 36, 39, 48, 49].
Der überlegene therapeutische Effekt der Glukokortikoide konnte ebenfalls beim aktiven Morbus Crohn im Rahmen der nordamerikanischen (NCCDS) und der europäischen Crohn-Studie (ECCDS) gezeigt wer-

den. In der NCCDS wurde abhängig vom Aktivitätsindex mit 0,25 - 0,75 mg/kg Körpergewicht Prednison täglich behandelt, wobei nach vier bis sechs Wochen 60 % der Patienten in Remission kamen, im Vergleich zu 30 % unter Plazebo. Sulfasalazin zusätzlich gegeben erhöhte die therapeutische Effektivität nicht [45]. In der ECCDS wurde mit 6-Methylprednisolon in absteigender Dosierung (Initialdosis 48 mg) mit einer anschließenden 2jährigen Langzeittherapie mit 8 mg 6-Methylprednisolon pro Tag behandelt. Auch hier waren nach 100 Tagen 80 % der Behandelten in Remission und nur 15 % der Plazebogruppe [34].

Als Therapieempfehlung läßt sich aus den verschiedenen Studien ableiten, in der akuten Phase von Morbus Crohn und Colitis ulcerosa eine anfängliche Dosis von 0,5 - 1 mg Prednisolonäquivalent pro Kilogramm Körpergewicht zu wählen. Meist wird mit 60 mg/Tag begonnen. Bei ungenügender Reaktion oder schweren Krankheitsverläufen kann die Dosis aber auch auf das Doppelte oder sogar das Dreifache erhöht werden. Je nach Symptomatik wird diese Dosis mehr oder minder schnell innerhalb von 6 - 16 Wochen gesenkt. Die Reduktionsphase ist somit in der Regel nach drei bis vier Monaten, seltener nach sechs Monaten, abgeschlossen. Mit Hilfe dieses Therapieregimes läßt sich bei etwa 75 % der Patienten eine Remission erzielen.

Bei der Wahl des Glukokortikoids sollte auf Präparate mit kurzer Plasmahalbwertszeit und hoher Rezeptoraffinität geachtet werden, um die Therapie besser steuern zu können (z.B. Fluocortolon, Prednison, Prednisolon, 6- Methylprednisolon). Einsatz und Applikationsform dieser Glukokortikoide richten sich vornehmlich nach Schweregrad, Lokalisation und Verlauf der Erkrankung. Die orale Applikation stellt das Standardverfahren für die akute und für die in der Dosis zunehmend reduzierte weiterführende Therapie dar. Angepaßt an den zirkadianen Cortisolrhythmus erfolgt die Medikation als morgendliche Einmaldosis. Ob es klinisch von Vorteil sein kann, gerade in der akuten Phase die Gesamtdosis in Einzeldosen mit dem Ziel aufzuteilen, über den gesamten Tag ausreichend wirksame Steroidspiegel zu erzielen, bedarf der Überprüfung der verschiedenen oral eingesetzten Glukokortikoide hinsichtlich Erkrankungstyp, Lokalisation und klinischer Aktivität von Morbus Crohn und Colitis ulcerosa in entsprechenden Studien.

Die intravenöse Applikation (Methylprednisolon, Hydrocortison) empfiehlt sich in der Regel nur bei schweren Krankheitsverläufen. Der Vorteil gegenüber der oralen Applikation, bei der die Resorptionsverhältnisse gestört sein können, besteht in der biologischen Verfügbarkeit der gesamten Dosis sowie in höheren Wirkstoffspiegeln.

Die rektale Applikation in Klysmenform oder als Schaum wird mit Erfolg bei der distalen Colitis ulcerosa eingesetzt. Hohe Resorptionsquoten durch die entzündete Mukosa können allerdings zu einer erheblichen systemischen Belastung führen. Neuentwickelte Steroide, schwer absorbierbar oder mit hohem First-pass-Metabolismus in der Leber, können hier einen erfolgversprechenden weiteren Weg der topischen Therapie eröffnen (Beclomethason, Tixocortol, Budesonid) [7, 9, 11, 16, 17, 25, 37, 44, 47].

Die tägliche Applikation der erforderlichen Glukokortikoid-Mindestdosis hat sich gegenüber der alternierenden Therapie (Gabe einer doppelten Tagesdosis jeden zweiten Tag) durchgesetzt. Die alternierende Therapie hemmt zwar die Nebennierenfunktion geringer als eine tägliche Gabe; zudem wird das Immunsystem nicht so stark supprimiert, Infektionsrisiko und Eiweißkatabolismus sind geringer. Diese Vorteile werden jedoch gegen weniger klinisch erwünschte Effekte eingetauscht [13, 29].

Eine ACTH-Therapie weist gegenüber den Glukokortikoiden keine Vorteile auf und ist daher entbehrlich. Gerade bei einer Langzeittherapie kann es zur Störung der zirkadianen Cortisolrhythmik, zur Hypokaliämie und zur Stimulation auch der Mineralokortikoide kommen.

Tab. 5: Aminosalizylate

Monosubstanzen mit verzögerter Freisetzung

5-ASA Mesalazin	Salofalk®, Claversal® (Eudragit-L)
	Pentasa® (Äthyl-Zellulose)
	Asacolitin® (Eudragit-S)
4-ASA	(Eudragit-gebunden)

5-ASA-freisetzende Azoverbindungen

Sulfasalazin	(5-ASA + Sulfapyridin)
	Azulfidine®, Colo-Pleon®
Olsalazin	(Di-Azo-Salizylat)
	Dipentum®
Benzalazin	(5-ASA + p-Aminobenzoat)
Ipsalazin	(5-ASA + 4-Amino-Benzoglyzin)
Balsalazin	(5-ASA + 4-Aminobenzoyl-B-Alanin)
Polyasa	(5-ASA + Äthylen-Zellulose Mikrokapseln)

Aminosalizylate

Die aminosalizylathaltigen Präparate liegen entweder als 5-ASA-freisetzende Azoverbindungen oder in Slow-release- Formen vor (Tab. 5). Seit Anfang der 40er Jahre war Sulfasalazin (SASP) die Standardsubstanz in der Behandlung der chronisch-entzündlichen Darmerkrankungen, insbesondere bei der Colitis ulcerosa. Da die Nebenwirkungen – die häufigeren, dosisabhängigen Unverträglichkeitsreaktionen wie Oberbauchbeschwerden, Übelkeit, Erbrechen, Kopfschmerzen, Schwindel und die selteneren dosisunabhängigen Überempfindlichkeitsreaktionen wie Medikamentenfieber, allergisches Exanthem, Granulozytose usw. – hauptsächlich dem Sulfapyridin zuzuordnen sind und der wesentliche therapeutische Effekt der 5-ASA zukommt, wurden in den letzten Jahren die verschiedensten oral und rektal anzuwendenden 5- und 4-Aminosalizylsäurenpräparate entwickelt.

Sulfasalazin wie 5-ASA entfaltet seine Wirkung lokal im Darmlumen, wobei als Wirkmechanismen die Inhibition der Zyklooxygenase- und der Lipoxygenaseaktivität, wie die Sekretion von intestinalen Immunglobulinen, und auch die Inaktivierung freier Radikale diskutiert werden [23, 40, 43].

Im Gegensatz zu den Steroiden sind SASP bzw. 5-ASA bei aktiven Verläufen von Morbus Crohn und Colitis ulcerosa nicht vergleichbar wirksam. Während 5-ASA- bzw. 4-ASA-Präparate bei aktiver Colitis ulcerosa oral bzw. bei linksseitiger Colitis ulcerosa auch topisch effektiv sind, zeigen beim aktiven Morbus Crohn SASP in Dosen < 6 g/die bzw. Mesalazin in Dosen von 1,5 g bzw. 2 g/die entweder keinen oder aber gegenüber den Glukokortikoiden einen deutlich geringeren Effekt. Auch die rektale Applikation von Aminosalizylaten, aber auch von Steroiden, konnte bisher beim Morbus Crohn nicht überzeugen [34, 40, 45]. Die Frage, ob hochdosierte 5-ASA (z.B. 4,5 g/die) bei floridem Morbus Crohn wirksam sind, muß in kontrollierten Studien geprüft werden. Eine Erklärung, warum die topisch applizierten Aminosalizylate bei der Colitis ulcerosa effektiver sind als beim Morbus Crohn, bietet vielleicht die nicht ausreichende Eindringtiefe bei der transmuralen Entzündung des Morbus Crohn.

Ernährung

Wie bei den Aminosalizylaten, so ist auch enterale (Elementardiäten) und totale parenterale Ernährung bei den beiden chronisch-entzündlichen Darmerkrankungen unterschiedlich wirksam. Die Therapieeffekte beider Regime sind besser beim Morbus Crohn als bei der Colitis ulcerosa. Zudem zeigen die Crohn-Patienten mit alleinigem Dünndarmbefall den günstigsten Effekt mit Remissionsraten vergleichbar den Steroiden, wohingegen diejenigen mit kombiniertem Dünndarm- und Dickdarmbefall bzw. mit ausschließlicher Dickdarmbeteiligung weniger oder nicht profitieren. Der Nachteil dieser Ernährungsformen liegt in einer höheren Rezidivrate nach Beendigung der Therapie [10, 33, 38].

Praktisches Vorgehen

Zusammenfassend richtet sich die Differentialtherapie der *Colitis ulcerosa* nach deren Aktivität und Ausdehnung. Bei linksseitiger Colitis ulcerosa wird der rektalen Applikation der Medikamente der Vorzug gegeben. Beispiele, wie die medikamentöse Standardtherapie bei Colitis ulcerosa gestaltet werden kann, gibt Tab. 6. Bei leichten Schüben reicht gewöhnlich eine Monotherapie mit täglicher oraler Gabe von 3 g SASP.

Tab. 6: Medikamentöse Standardtherapie der Colitis ulcerosa

Aktivität	leicht	mäßig	stark
Proctitis	3 x 1 5-ASA Supp.	3 x 1 5-ASA Supp. + Steroid rektal	3 x 2 5-ASA Supp. + Steroid rektal
linksseitige Colitis	3 g SASP oder 1,5 g 5-ASA oder 3 x 1 5-ASA Klysma	3 - 4 g SASP oder 1,5 g 5-ASA oder 3 x 1 5-ASA Klysma 40 - 60 mg Fluocortolon	4 g SASP oder 1,5 g 5-ASA oder 3 x 1 5-ASA Klysma 60 mg Fluocortolon
Subtotale bis totale Colitis	3 - 4 g SASP oder 1,5 g 5-ASA	4 g SASP oder 1,5 g 5-ASA 40 - 60 mg Fluocortolon	4 g SASP oder 1,5 g 5-ASA 60 mg Fluocortolon

Tab. 7: Medikamentöse Therapie bei Colitis ulcerosa im akuten Schub (mittelschwer, schwer)

SASP oder	5-ASA	Glukokortikoide
3 (-4) g/Tag	1,5 g/Tag	1. Woche 60 mg/Tag Prednis.äqu. (60 mg Ultralan-oral)
3 (-4) g/Tag	1,5 g/Tag	2. Woche 40 mg/Tag Prednis.äqu. (40 mg Ultralan-oral)
3 (-4) g/Tag	1,5 g/Tag	3. Woche 30 mg/Tag Prednis.äqu. (30 mg Ultralan-oral)
3 (-4) g/Tag	1,5 g/Tag	4. Woche 25 mg/Tag Prednis.äqu. (25 mg Ultralan-oral)
3 (-4) g/Tag	1,5 g/Tag	5. Woche 20 mg/Tag Prednis.äqu. (20 mg Ultralan-oral)
3 (-4) g/Tag	1,5 g/Tag	6. Woche 15 mg/Tag Prednis.äqu. (15 mg Ultralan-oral)
3 (-4) g/Tag	1,5 g/Tag	ab 7. Woche 10 mg/Tag Prednis.äqu. (10 mg Ultralan-oral) allmählich ausschleichen

Ob die empfohlene alternative Gabe von 1,5 g 5-ASA in Slow-release-Form vergleichbar wirksam ist oder ob nicht auch hier höhere Tagesdosen erforderlich sind (3 g 5-ASA und mehr), wird in weiteren Studien zu prüfen sein. Bei mittelschweren und schweren Schüben empfiehlt sich die Kombination mit Glukokortikoiden. Bewährt hat sich hier ein Schema in absteigender Dosierung, das je nach klinischem Effekt variiert werden kann (Tab. 7). Mit zunehmender Remission werden die Glukokortikoide schrittweise abgesetzt und die Rezidivprophylaxe anschließend mit SASP (mindestens 2 g/die) oder 5-ASA (0,8 - 1,5 g/die) durchgeführt. Läßt sich mit einer Steroiddosis unter 15 mg Prednisolonäquivalent eine dauerhafte Remission nicht erreichen, ist die Kombination mit Azathioprin oder 6-Mercaptopurin zu erwägen [32, 41].

Ob Methotrexat oder Cyclosporin als weitere Immunsuppressiva im akuten, gegenüber der Standardtherapie refraktärem Schub oder bei chronisch aktivem Verlauf vorteilhafte Alternativen darstellen und helfen, Steroide einzusparen, bedarf der Klärung in kontrollierten Studien. Bei mehrmonatiger Therapieresistenz und bei Steroidabhängigkeit ist heute sicherlich auch die Kolektomie mit Kontinenzerhaltung eine überlegenswerte Option.

Die Dosierungsleitlinien bei aktivem *Morbus Crohn* sind Tab. 8 zu entnehmen. Wie bei der Colitis ulcerosa hat sich für die Glukokortikoide ein Schema in absteigender Dosierung bewährt, was je nach klinischer Symptomatik zu modifizieren ist. Von Bedeutung ist auch das sehr langsame Ausschleichen der Glukokortikoide über 4 - 12 Monate, eventuell sogar länger.

Tab. 8: Tagesdosierung der Medikamente erster Wahl bei aktivem Morbus Crohn

Initialtherapie: Glukokortikoide in Kombination mit	SASP oder	5-ASA
1. Woche 60 mg Prednisolonäqu. (60 mg Ultralan-oral)	4,5 g (3-6 g)	1,5-4,5 g
2. Woche 40 mg Prednisolonäqu. (40 mg Ultralan-oral)	4,5 g (3-6 g)	1,5-4,5 g
3. Woche 30 mg Prednisolonäqu. (30 mg Ultralan-oral)	4,5 g (3-6 g)	1,5-4,5 g
4. Woche 25 mg Prednisolonäqu. (25 mg Ultralan-oral)	4,5 g (3-6 g)	1,5-4,5 g
5. Woche 20 mg Prednisolonäqu. (20 mg Ultralan-oral)	4,5 g (3-6 g)	1,5-4,5 g
6. Woche 15 mg Prednisolonäqu. (15 mg Ultralan-oral)	4,5 g (3-6 g)	1,5-4,5 g
Ausschleichphase: Glukokortikoide in Kombination mit	SASP oder	5-ASA
(Dauer 1/2 - 1 Jahr, evtl. länger) 5 - 15 mg Prednisolonäquivalent (5-15 mg Ultralan-oral) 3 g		1,5 g

Die therapeutischen Maßnahmen, die die unterschiedliche Lokalisation berücksichtigen, faßt Tab. 9 zusammen. Obwohl kontrollierte Studien nicht vorliegen, sind bei symptomatischem Befall des oberen Intestinaltraktes Glukokortikoide als Mittel der Wahl anzusehen. Bei Stenosen des Ösophagus sollte zunächst versucht werden, diese durch Bougierung aufzuweiten. Anderenfalls bleibt die Resektion mit Magenhochzug. Resezierende Verfahren sind gleichfalls angezeigt beim stenosierenden Magen-Crohn, wohingegen beim stenosierenden Duodenal-Crohn die Gastrojejunostomie (mit selektiver Vagotomie) die Therapie der Wahl darstellt. Bei Auftreten einer akuten Pankreatitis im Rahmen eines Duodenal-Crohn sollte ebenfalls ein Therapieversuch mit Glukokortikoiden durchgeführt werden. Bei Dünndarmbeteiligung sind Elementardiäten bzw. eine totale parenterale Ernährung Alternativen zu den Glukokortikoiden, beim Kolonbefall sind SASP bzw. 5-ASA wirksam. Bei gleichzeitigem Befall von Dünn- und Dickdarm sind sämtliche Therapieprinzipien einzeln oder in Kombination einsetzbar.
Glukokortikoide sind somit Gold-Standard bei sämtlichen Formen des Morbus Crohn, bei etwa drei Viertel der Patienten lassen sich befriedigende Erfolge erzielen. Metronidazol und auch Immunsuppressiva werden in der Therapie von Fisteln empfohlen. Immunsuppressiva sind jedoch im wesentlichen als Reservemedikamente bei allen Lokalisationen des Morbus Crohn bei Therapieversagen der konventionellen

Therapie mit Glukokortikoiden oder Aminosalizylaten (etwa 20 % der Patienten) anzusehen.

Ein besonderes Problem stellt die *Rezidivprophylaxe* beim Morbus Crohn nach Erreichen der Remission (Aktivitätsindex unter 150) dar. Bezugnehmend auf die Ergebnisse der amerikanischen Crohn-Studie wird die Erhaltungstherapie mit Glukokortikoiden nach einem halben bis einem Jahr beendet, da in einer Dauertherapie kein weiterer Nutzen gesehen wird. Demgegenüber gibt die europäische Crohn-Studie den Hinweis, daß Patienten in Remission unter einer Dauertherapie (8 mg 6-Methylprednisolon) besser abschneiden als Vergleichskollektive. Nach der Life-table-Analyse waren etwa 80 % der Patienten nach 100 Tagen und 35 % nach 700 Tagen unter Prednisolon in Remission, verglichen mit 15 % und 8 % unter Plazebo [8, 34, 45, 46]. In einer englischen Studie war Prednison in einer Dosis von 7,5 mg/die in der postoperativen Langzeittherapie bis zu drei Jahren nicht wirksam [28].

Tab. 9: Differentialtherapie des Morbus Crohn

Lokalisation	Therapie
Ösophagus	Glukokortikoide
Magen	Glukokortikoide
Duodenum	Glukokortikoide
Jejunum	Glukokortikoide Elementardiät, TPE (totale parenterale Ernährung)
Ileum	Glukokortikoide, 5-ASA Elementardiät, TPE
Ileokolitis	Glukokortikoide kombiniert mit 5-ASA (SASP) Elementardiät, TPE Metronidazol (Mittel 2. Wahl)
Kolon	SASP oder 5-ASA evtl. zusätzlich Glukokortikoide Metronidazol (Mittel 2. Wahl)
Multiple Manifestationen (oberer, mittlerer, unterer Verdauungstrakt)	Glukokortikoide und 5-ASA (SASP) bzw. Metronidazol (Mittel 2. Wahl) Elementardiät, TPE

Schlußfolgernd wird derzeit bei inaktivem Morbus Crohn für eine prophylaktische Langzeittherapie mit Glukokortikoiden kein therapeutischer Vorteil gesehen. Mangels positiver Studienergebnisse galt das gleiche auch für SASP. Neuere Untersuchungen deuten jetzt jedoch an, daß Aminosalizylate (1,5 g Mesalazin pro Tag) remissionserhaltend wirksam sein können [20, 40]. Hier ist jedoch darauf hinzuweisen, daß 75 % der Crohn-Patienten nach einem Jahr und bis zu 63 % nach zwei Jahren ohne medikamentöse Prophylaxe in Remission bleiben. Vielleicht sollte man, solange das Problem der Remissionserhaltung noch nicht ausreichend geklärt ist, die Rezidivprophylaxe auf schwere Krankheitsverläufe beschränken.

Während *Mangelzustände* als Folgen der gestörten Darmfunktion durch gezielte Substitution korrigierbar sind, können die *extraintestinalen Manifestationen* wie die Grunderkrankung bisher nur symptomatisch behandelt werden.

Steroide und SASP sind die Basismedikamente in der Behandlung der peripheren Arthritiden. Der Einsatz von nichtsteroidalen Antirheumatika ist umstritten, da bisher nicht bekannt ist, ob durch eine solche Therapie die chronisch-entzündliche Darmerkrankung verschlimmert wird. Nur gelegentlich ist eine intraartikuläre Steroidinjektion bei hartnäckiger Monarthritis indiziert. Im Vordergrund der Therapie der ankylosierenden Spondylitis stehen physikalisch-therapeutische Maßnahmen, erst in zweiter Linie sind nichtsteroidale Antirheumatika einzusetzen. Bei den beschriebenen Haut- und Augenveränderungen empfiehlt sich die lokale und systemische Anwendung von Steroiden. Der Verlauf der primär-sklerosierenden Cholangitis ist häufig relativ gutartig. Da die Gabe von Steroiden, immunsuppressiven Medikamenten und Penicillamin ohne Erfolg ist, sollten bei extrahepatisch-sklerosierender Cholangitis palliativ-endoskopische Maßnahmen wie Dilatation und Protheseneinlage versucht werden. Die Proktokolektomie bei der Colitis ulcerosa hat keinen Einfluß auf den Verlauf der sklerosierenden Cholangitis. In verzweifelten Fällen ist die Lebertransplantation zu diskutieren. Eine Therapie für die übrigen Formen der Leberbeteiligung ist bisher nicht bekannt. Während die Perikarditis bzw. Perimyokarditis gut auf Glukokortikoide anspricht, zeigt sich die Therapie mit Glukokortikoiden bei pulmonalen Affektionen nur bedingt effektiv. Bei einigen Patienten kam es unter Steroiden zum völligen Verschwinden der pulmonalen Veränderungen, andere erlagen jedoch trotz hoher Steroiddosen ihren schweren, irreversiblen Lungenerkrankungen.

Während asymptomatische Gallenblasensteine keiner Therapie, son-

Tab. 10: Nebenwirkungen von Kortikosteroiden

- Cushing-Syndrom
  (Schwelle bei 7,5 mg Prednisolonäquivalent/die)
- Erhöhter Eiweißkatabolismus:
  Osteoporose, Myopathie, Muskel- und Hautatrophie
- Gesteigerte Glukoneogenese: Diabetes mellitus
- Gesteigerte Lipolyse
- Suppression der Nebennierenrinde:
  a) Insuffizienz unter Belastung: Müdigkeit, Hypotonie, Hypoglykämie
  b) Kortikoidentzugssyndrom: Übelkeit, Appetitlosigkeit, Myalgien,
     nervöse und psychische Störungen, Fieber, Pannikulitis,
     Pseudotumor cerebri
- Mineralokortikoide Wirkungen:
  a) Natriumretention: Bluthochdruck
  b) Kaliumverlust: Intrazellulärer K-Mangel, metabolische Alkalose
- Erhöhte Kalzium- und Phosphatausscheidung, verminderte
  Resorption von Kalzium:
  Parathormonerhöhung, geringer sek. Hyperparathyreoidismus,
  Verstärkung der Osteoporoseneigung
- Erhöhte Infektanfälligkeit:
  Reaktivierung chronischer Infektionen
- Verzögerte Wundheilung
- Störung der Mukoprotektion des Magens
- Psychische Störungen
- Thromboseneigung
- Augensymptome: Katarakt, Glaukom
- Akute Osteonekrosen

dern nur einer Kontrolle bedürfen, sollte bei einem symptomatischen Gallensteinleiden die Cholezystektomie durchgeführt werden. Nierensteine, falls sie nicht spontan abgehen, sollten mit der extrakorporalen Stoßwellenlithotripsie behandelt werden. Da es sich beim durch Morbus Crohn entstandenen Nierenstein in der Regel um Oxalatsteine handelt, ist prophylaktisch eine Reduktion der Oxalsäure in der Kost anzustreben [42].

Während der *Schwangerschaft* unterscheidet sich die medikamentöse Therapie weder beim Morbus Crohn noch bei der Colitis ulcerosa von der außerhalb der Schwangerschaft. Auch hier sind Glukokortikoide und/oder SASP bzw. 5-ASA die Medikamente der Wahl, dagegen Azathioprin und Metronidazol kontraindiziert. Die mittels einfacher Diffusion plazentagängigen Glukokortikoide zeigen zwar tierexperimentell in hohen Dosen eine keimschädigende Wirkung, beim Menschen wurde jedoch in therapeutischen Dosen keine erhöhte Zahl von teratogenen Schäden und Komplikationen beobachtet. Erfolgt die Medikation der Glukokortikoide am Ende der Schwangerschaft, muß die Dosierung während der Geburt erhöht und der Säugling auf mögliche Zeichen einer Nebennierenrindensuppression beobachtet werden. Da Steroide in die Muttermilch übertreten, sollte bei hohen Dosen abgestillt werden [22].

Da auch die chronisch-entzündlichen Darmerkrankungen eine wiederholte oder oft eine langdauernde Gabe von Glukokortikoiden nötig machen, sei abschließend auf das Risiko unerwünschter Nebenwirkungen hingewiesen (Tab. 10). Alle Patienten sollten engmaschig überwacht werden, zumal auch die individuelle Empfindlichkeit gegenüber den Glukokortikoiden unterschiedlich sein kann.

Literaturverzeichnis

1 ALEGRE VA et al. Cutaneous Crohn's disease: Treatment with intralesional steroids. Int J Dermatol 1989; 28: 552.

2 BABB RR. Editorial: Corticosteroids in ulcerative colitis: A skeptical view. J Clin Gastroenterol 1988; 10: 365.

3 BARON IH et al. Outpatient treatment of ulcerative colitis: comparison between three doses of oral prednisolone. Br Med J 1962; 2: 441.

4 BAXTER JD, ROUSSEAU GG (Hrsg). Glucocorticoid hormone action. Springer: Berlin-Heidelberg-New York 1979.

5 BEST WR et al. Development of a Crohn's disease activity index. Gastroenterology 1976; 70: 439.

6 BRACKERTZ D. Arthritiden bei Colitis ulcerosa und Morbus Crohn. Z Rheumatol (Suppl. 1) 1987; 46: 14.

7 BRANSKY G et al. Treatment of distal ulcerative colitis with beclomethasone enemas: high therapeutic efficacy without endocrine side effects: a prospective, randomized, double-blind trial. Dis Colon Rectum 1987; 30: 288.

8 BRIGNOLA C et al. The possible utility of steroids in the prevention of relapses of Crohn's disease in remission. A preliminary study. J Clin Gastroenterol 1988; 10: 631.

9 DANIELSSON A et al. A controlled randomized trial of budesonide versus prednisolone retention enemas in active distal colitis. Scand J Gastroenterol 1987; 22: 987.

10 DICKINSON RJ et al. Controlled trial of intravenous hyperalimentation and total bowel rest as an adjunct to the routine therapy of acute colitis. Gastroenterology 79 (1980); 1199.

11 FARMER RG, SCHUMACHER OP. Treatment of ulcerative colitis with hydrocortisone enemas: relationship of hydrocortisone absorption, adrenal suppression, and clinical response. Dis Colon Rectum 1970; 13: 355.

12 FLOWER RJ, BLACKWELL CJ. Anti-inflammatory steroids induce biosynthesis of a phospholipase A_2 inhibitor which prevents prostaglandin generation. Nature 1985; 278: 625.

13 FREY FJ. Praktische Aspekte der Glucocorticosteroid-Therapie. Schweiz Med Wochenschr 1985; 114: 354.

14 GOEBELL H et al. Evaluation of the Crohn's Disease Activity Index (CDAI) and the Dutch Index for severity and activity of Crohn's disease. Med Klin 1990; 85: 573.

15 GREENSTEIN AJ et al. The extraintestinal complications of Crohn's disease and ulcerative colitis. A study of 700 patients. Medicine 1976; 55: 401.

16 HALVORSEN S et al. On the absorption of prednisone and prednisolone disodium phosphate after rectal administration. Scand J Gastroenterol 1962; 4: 582.

17 HAMILTON I et al. A comparison of prednisolone enemas with low-dose oral prednisolone in the treatment of acute distal ulcerative colitis. Dis Colon Rectum 1984; 27: 701.

18 HAWKEY CJ. Evidence that prednisolone is inhibitory to the cyclooxygenase activity of human rectal mucosa. Prostaglandins 1982; 23: 397.

19 HAWKEY CJ, TRUELOVE SC. Effect of prednisolone on prostaglandin synthesis by rectal mucosa in ulcerative colitis. Investigation by laminar flow bioassay and radioimmunoassay. Gut 1981; 22: 190.

20 HAWTHORNE AB, HAWKEY CJ. Immunosuppressive drugs in inflammatory bowel disease. Drugs 1989; 38: 267.

21 HUCHZERMEYER H. Pathophysiologische Aspekte gastrointestinaler, pankreatischer und hepatischer Osteopathien. Z Rheumatol (Suppl. 1) 1989; 48: 46.

22 HUCHZERMEYER H (Hrsg). Internistische Erkrankungen und Schwangerschaft. Bd 1. Kohlhammer: Stuttgart 1986.

23 HUCHZERMEYER H (Hrsg). Chronisch-entzündliche Darmerkrankungen. Dustri: München 1986.

24 HUCHZERMEYER H et al. Endoscopic results in five patients with Crohn's disease of the esophagus. Endoscopy 1976; 8: 75.

25 HUGHES LE et al. Local depot methylprednisolone injection for painful anal Crohn's disease. Gastroenterology 1988; 94: 709.

26 JÄRNEROT G et al. Medical treatment of refractory distal ulcerative colitis. Gastroenterol International 1991; 4: 93.

27 JEWELL DP, PHIL D. Corticosteroids for the management of ulcerative colitis and Crohn's disease. Gastroenterol Clin North Am 1989; 18: 21.

28 JONES IH, LENNARD-JONES IF. Corticosteroids and corticotropin in the treatment of Crohn's disease. Gut 1966; 7: 181.

29 KAISER H. Cortisonderivate in Klinik und Praxis. Thieme: Stuttgart-New York 1987.

30 KAISER H. Die Auswirkungen der Kortikosteroide auf den Knochen. Z Rheumatol (Suppl. 1)1989; 48: 21.

31 LAURITSEN K et al. Effects of topical 5-aminosalicylic acid and prednisolone on prostaglandin E_2 and leukotriene B_4 levels determined by equilibrium in vivo dialysis of return in relapsing ulcerative colitis. Gastroenterology 1986; 91: 837.

32 LENNARD-JONES IE et al. Prednisone as maintenance treatment for ulcerative colitis in remission. Lancet I 1965; 1: 188.

33 LOCHS H et al. Enteral nutrition versus drug treatment for the acute phase of Crohn's disease. Gastroenterology 1988; 94: A 267.

34 MALCHOW H et al. European cooperative Crohn's disease study (ECCDS): Results of drug treatment. Gastroenterology 1984; 86: 249.

35 MEYERS S, JANOWITZ HD. Systemic corticosteroid therapy of ulcerative colitis. Gastroenterology 1985; 89: 1189.

36 MEYERS S et al. Corticotropin in the intravenous treatment of ulcerative colitis. Gastroenterology 1983; 85: 351.

37 MULDER CII et al. Comparison of 5-aminosalicyclic acid (3 g) and prednisolone phosphate sodium enemas (30 mg) in the treatment of distal ulcerative colitis. Scand J Gastroenterol 1988; 23: 1005.

38 O'KEEFE SJD et al. Steroids and bowel rest versus elemental diet in the treatment of patients with Crohn's disease: The effects on protein metabolism and immune function. J Parenter Enter Nutr 1989; 13: 455.

39 POWELL-TUCK I et al. A comparison of oral prednisolone given as single or multiple daily doses for active proctocolitis. Scand J Gastroenterol 1978; 13: 833.

40 RAEDLER A, REINECKER C. Medikamentöse Therapie chronisch-entzündlicher Darmerkrankungen. Immun Infekt 1990; 18, 4: 121.

41 RUTGEERTS P et al. Comparative efficacy of coated oral 5-aminosalicyclic acid (Claversal) and Sulphasalazine for maintaining remission of ulcerative colitis. Aliment Pharmacol Therap 1989; 3: 183.

42 SCHÖLMERICH J. Therapie extraintestinaler Symptome bei chronisch-entzündlichen Darmerkrankungen. Dtsch Med Wochenschr 1989; 114: 914.

43 SMITH PR et al. Prostaglandin synthetase activity in acute ulcerative colitis: effects of treatment with sulfasalazine, codeine phosphate, and prednisolone. Gut 1978; 20: 802.

44 SOMMERVILLE KW et al. Effect of treatment on symptoms and quality of life in patients with ulcerative colitis: comparative trial of hydrocortisone acetate foam and prednisolone 21-phosphate enemas. Br Med J 1985; 291: 866.

45 SUMMERS RW et al. National cooperative Crohn's disease study: results of drug treatment. Gastroenterology 1979; 77: 847.

46 THOMSEN ABR et al. Coated oral 5-aminosalicylic acid versus placebo in maintaining remission of inactive Crohn's disease. Aliment Pharmacol Therap 1990; 4: 55.

47 TRUELOVE SC. Treatment of ulcerative colitis with local hydrocortisone hemisuccinate sodium: a report on a controlled therapeutical trial. Br Med J 1958; 2: 1072.

48 TRUELOVE SC, WITTS LJ. Cortisone in ulcerative colitis final report on a therapeutic trial. Br Med J 1955; 2: 1041.

49 TRUELOVE SC, WITTS LJ. Systemic and local corticosteroid therapy in ulcerative colitis. Br Med J 1960; 1: 454.

50 WRABETZ W et al. Cardiale und pulmonale Mitreaktion bei Colitis granulomatosa und ulcerosa. In: GALL FP, GROITL H (Hrsg). Entzündliche Erkrankungen des Dünn- und Dickdarms. Perimed: Erlangen 1982.

Diskussion

Frage:

Meine Frage zielt auf die medikamentöse Therapie des Ulcus ventriculi, wenn gleichzeitig die Notwendigkeit besteht, weiter mit Glukokortikoiden und nichtsteroidalen Antirheumatika zu behandeln. Hat unter den Ulkustherapeutika heute nicht Omeprazol einen hohen Stellenwert, und gilt das gleiche nicht auch für die Prophylaxe?

Antwort:

Entscheidend für die Entwicklung von Magenulzera ist die Therapie mit nichtsteroidalen Antirheumatika (NSAR), die die Zyklooxygenase hemmen und zusätzlich einen lokalen toxischen Effekt auslösen. Beim Nachweis eines akuten gastroduodenalen Ulkus unter der genannten Medikation muß konsequent mit einem der derzeit gebräuchlichen Ulkusmedikamente behandelt werden. Bevorzugt werden die antisekretorisch wirksamen H_2-Blocker oder Omeprazol eingesetzt, wobei für Omeprazol kein Vorteil zu erkennen ist. Obwohl hier ein iatrogenes Prostaglandindefizit vorliegt, sind Prostaglandinderivate, die in voller Dosis gegeben werden müssen (z.B. Misoprostol 800 µg), wegen der häufiger zu beobachtenden Diarrhoen nur Medikamente zweiter Wahl. Anders ist dies bei der Prophylaxe, wenn das akute Ulkus abgeheilt ist, oder wenn es um eine geplante NSAR-Therapie bei Risikopatienten geht. Aufgrund bisheriger Studien ist hier Misoprostol in halber Dosierung (2 - 3 x 200 µg) an erster Stelle zu empfehlen.

Frage:

Ist eine Prophylaxe auch schon zu empfehlen, wenn eine Ulkusanamnese besteht?

Antwort:

Ein Ulkus in der Anamnese, oder besser die Ulkuskrankheit, ist ein Faktor, der das Risiko NSAR-induzierter erosiver und ulzeröser Läsionen bereits wesentlich erhöht und eine prophylaktische Medikation erfordert. Als weitere Risikofaktoren sind höheres Lebensalter, Multimorbidität, Rauchen und Komedikation mit weiteren mukosaschädigenden Pharmaka anzusehen.

Relevanz und Berücksichtigung der unerwünschten Wirkungen, insbesondere der Osteoporose, bei der Therapie mit Glukokortikoiden

W. Böhning

Wenn wir uns die hohen Verordnungszahlen von Kortikoiden vor Augen halten, ist es eine Verpflichtung, sich viel intensiver mit den bekannten Nebenwirkungen dieser Substanzen auseinanderzusetzen. Ich denke in

Art der Neben-wirkungen	Häufigkeit			klinische Relevanz		
	häufig	selten	extrem selten	ernst	tole-rabel	behan-delbar
Wachstumsstörungen (Kinder)	+			+		
Osteoporose	+			+		+
Steroidhaut	+				+	
Übergewicht	+					+
Steroiddiabetes		+				+
Cushing-Syndrom		+		+		
NNR-Insuffizienz		+				+
Ödeme, Hypertonie		+		+		+
Hypokaliämie		+			+	
Steroidakne, Striae		+			+	
Ulkus duodeni		+				+
Glaukom, Katarakt		+				+
Steroidmyopathie			+	+		
aseptische Knochen-nekrose			+	+		
akute Psychose		+		+		+
Achillodynie, -ruptur	+					+

Abb. 1: Nebenwirkungen der Steroidtherapie

diesem Zusammenhang besonders an die bei der Glukokortikoidtherapie oft fehlende Abstimmung zwischen stationärer und nachfolgender ambulanter Behandlung. Im stationären Bereich wird häufig nur die Bewältigung der akut-bedrohlichen Situation gesehen, während bei der ambulanten Betreuung oft irrationale Gründe den Umgang mit Glukokortikoiden erschweren.

Die bekannten Nebenwirkungen der Steroidtherapie sind in Abb. 1 dargestellt. Dabei sind Häufigkeit und klinische Relevanz hervorgehoben. Es fällt auf, daß die früher im Vordergrund stehende Betonung der Beeinflussung des endogenen Regelkreises, deren klinische Relevanz nicht definiert ist, weniger berücksichtigt wurde. Meine eigenen Erfahrungen mit mehr als 3 000 Patienten pro Jahr, von denen ca. 70 % dauersteroidbedürftig sind, haben dazu geführt, mich intensiv mit den Nebenwirkungen zu beschäftigen, die ihrer Bedeutung nach an erster Stelle stehen sollten. Dies betrifft in erster Linie die Osteoporose, die als wichtigste und häufigste Sonderform der sekundären Osteoporosen anzusehen ist. Von großer klinischer Bedeutung sind für mich auch andere Nebenwirkungen, die ebenfalls den Bewegungsapparat betreffen.

Die Steroidmyopathie wird erstaunlicherweise als selten auftretend angesehen. Nach meiner Erfahrung ist sie dagegen bei der intensivmedizinischen Betreuung schwerer Atemwegserkrankungen mit notwendiger, hochdosierter Steroidtherapie fast die Regel und kompliziert die Mobilisierungsmaßnahmen nach Rekompensation ganz erheblich.

Häufig ist eine Nebenwirkung zu beobachten, die überraschenderweise kaum bekannt ist oder kaum genannt wird. Ich meine die Achillodynie, bei der es sich um eine entzündliche Reaktion mit ausgeprägter ödematöser Schwellung im Bereich der Achillessehne handelt. Diese führt zu einem erheblichen Verlust an Zugfestigkeit, so daß bei ungenügender Beachtung der Frühsymptome und fehlender Durchführung entsprechender Entlastungsmaßnahmen eine Ruptur bei Bagatelltraumen - z.B. Stolpern, Bodenunebenheiten - eintreten kann; besonders dann, wenn bei Verkennung der Zusammenhänge eventuell zusätzlich eine lokale Steroidbehandlung durchgeführt wird. Trotz sorgfältiger Beachtung erleben wir mehrmals im Jahr eine solche Ruptur, die möglichst früh chirurgisch versorgt werden sollte. In den allermeisten Fällen ist in der Frühphase die Symptomatik gut zu behandeln, die mit der Reduktion der Steroiddosis meist spontan abklingt.

Beachtenswert erscheint mir auch die wenig bekannte „aseptische Knochennekrose", die unabhängig von der Dauer der Steroidtherapie, aber überwiegend dosisabhängig, rasch einsetzen kann und von unterschiedlich langer Latenzzeit ist. Da die Symptomatik wenig charakteristisch ist, wird meist zu spät an diese Möglichkeit gedacht. Betroffen sind meist Humerus- und Femurkopf, die innerhalb kurzer Zeit gewissermaßen „wie Butter an der Sonne wegschmelzen" können.

Bei der Steroidtherapie treten unterschiedliche Verhaltensweisen auf (Fallbeispiele in Abb. 2 und 3). In einem Fall kam es zu einem Zusammentreffen praktisch aller Umstände, die nachgewiesenermaßen jeder für sich zu einer Osteoporose führen können. Trotzdem wurden keinerlei Vorsorgemaßnahmen getroffen, dieser gefürchteten Komplikation entgegenzuwirken. Die Abbildung 4 zeigt die massiven, innerhalb weniger Wochen aufgetretenen, nicht mehr reversiblen Wirbelsäulenveränderungen mit hoch pathologischem Knochendeformitätsindex „SDI". Im anderen Fall wurde sicherlich völlig unbegründet die osteoporosebedingte Fraktur ausschließlich der Steroidtherapie angelastet und in der Folge der Patientin diese Therapieform vorenthalten. Das führte dazu, daß diese Patientin aus Sorge vor weiteren Osteoporosemanifestationen ad exitum kam. Diese beiden Beispiele sollten zu einem rationalen Umgang mit der Glukokortikoidtherapie beitragen.

Zwischen Beginn einer Dauermedikation und der klinischen Manifestation der Osteoporose variiert das Intervall im Einzelfall ganz erheblich, da noch verschiedene andere Faktoren den Zeitpunkt der klinischen Manifestation beeinflussen (Abb. 5). Von ganz erheblicher Bedeutung ist sicherlich die Ausgangsmasse an Knochensubstanz, die stark von Alter, Geschlecht, ethnischen und genetischen Faktoren abhängig ist;

G.B., 57 J., Menopause mit 50 J.

Seit 1986: chronische Polyarthritis – Steroidtherapie.

1988: D-Penizillamin-induzierte Lungenfibrose – zeitweilig hochdosierte Steroidtherapie.

Seit 1988: Asthma bronchiale – höherdosierte Steroiderhaltungsdosis erforderlich.

Oktober 1990: Urosepsis bei Nephrolithiasis – mehrmonatige Immobilisation, Langzeit-Heparin-Therapie.

Januar 1991: bei Mobilisation LWK-Fraktur. In der Folge weitere Frakturen von > 8 WK und Rippenserienfraktur. Im Gefolge davon Hypoventilation mit notwendiger mehrwöchiger Respiratorbeatmung.

Abb. 2: Fallbeispiel

114

auch die Grundkrankheit, die letztlich zur Kortikoidtherapie führt, ist zu berücksichtigen.

I.B., 57 J., Menopause mit 48 J.

Seit 1984: Asthma – wiederholt Kortikoidinjektionen.

1987: für wenige Wochen orale Kortikoide mit gutem klinischen Erfolg.

Herbst 1987: LWK-Fraktur bei Osteoporose – deswegen Beendigung der Kortikoidtherapie, keine inhalierbaren Steroide.

Winter 1987/88: ständige notärztliche Behandlung wegen Asthmaanfällen.

Februar 1988: Anschlußheilverfahren in B.L. vorgesehen – bei Anreise Status asthmaticus. Nach Reanimation mit maschineller Beatmung Exitus letalis im kardiogenen Schock bei Rieseninfarkt.

Abb. 3: Fallbeispiel

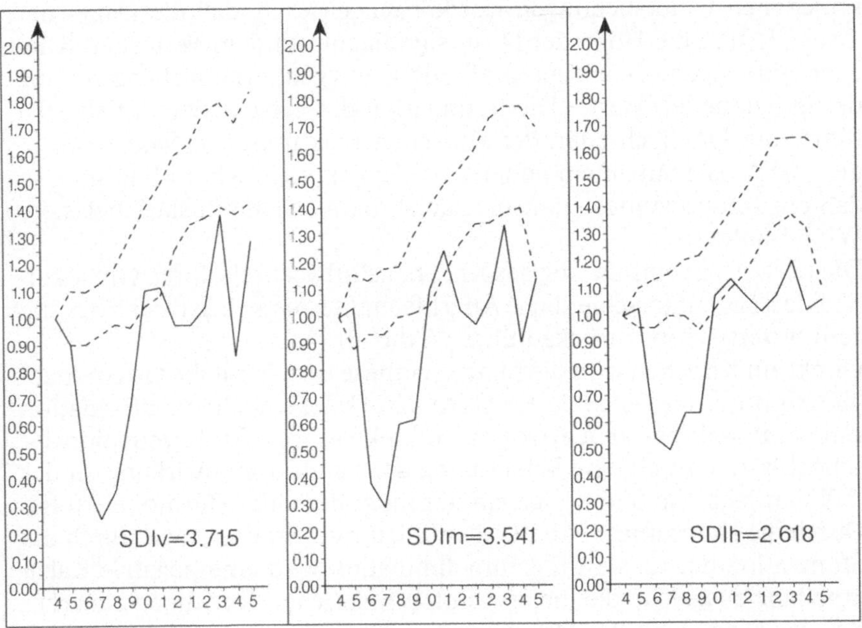

Abb. 4: Quantitative Wirbelsäulen-Deformitäts-Messung

Ausgangswert an Knochensubstanz	Substanzverlust durch Kortikoidmedikation
- Alter, Geschlecht	- Dauer, Dosis
- ethnische und genetische Faktoren	- Präparateunterschiede?
- Grundkrankheit	- Applikationsrhythmus?
- sonstige Erkrankungen	- topische Applikationen?
- Ernährung, körperliche Aktivität	
- Nikotin, Alkohol?	
Unterschreiten der klinischen Frakturgrenze	

Abb. 5: Klinische Manifestation der Steroidosteoporose (n. Ringe)

Ähnlich wie die abgelegte Cushing-Schwelle müssen wir wohl auch eine Schwellendosis mit erhöhtem Osteoporoserisiko ausschließen. In verschiedenen Untersuchungen wurde nachgewiesen, daß die Dauer der Therapie und die Höhe der Dosis signifikant mit dem Verlust an Knochenmineralgehalt korrelieren, allerdings mit ganz erheblicher Streuung der individuellen Werte. Die Summation der verschiedenen Faktoren führt zum Unterschreiten der kritischen Frakturgrenze, wobei besonders die Areale mit einem hohen Anteil an Spongiosa betroffen sind, so daß der Hauptmanifestationsort zuerst die mechanisch stark belastete Wirbelsäule ist.

Die negative Beeinflussung des Knochenstoffwechsels durch Glukokortikoide ist auf unterschiedliche Angriffspunkte, die sich in ihrer Wirkung additiv verstärken, zurückzuführen (Abb. 6).

Direkt am Knochen wird die Matrixsynthese und damit die Osteoidneubildung durch die Osteoblasten als Ausdruck der Knochenneuformation gehemmt, während gleichzeitig auf indirektem Weg eine Stimulation der Osteoblasten durch eine Verstärkung der Parathormonwirkung an der Zelloberfläche im Sinne sogenannter modulierender Hormone erfolgt. Durch die Hemmung der enteralen Kalziumresorption sowie durch die Stimulation der renalen Kalziumelimination wird eine negative Kalziumbilanz ausgelöst, die die erwähnten Effekte am Knochen verstärkt. Bei der Diagnostik der Osteoporose ist zwischen der Erkennung der sogenannten latenten Osteoporose und dem Nachweis der manifesten

Osteoporose, der sogenannten Osteofraktose, zu unterscheiden (Abb. 7).

Anamnese und klinischer Befund sind sicherlich für die Früherkennung nicht geeignet. Klinische Laboruntersuchungen können nur dem Ausschluß anderer metabolischer Osteopathien, wie z.B. der Osteomalazie, dienen. Das konventionelle Röntgen von BWS und LWS ergibt auffällige Befunde erst dann, wenn mehr als 30 % bis 40 % an Knochensubstanz verloren sind bzw. wenn deformierende Veränderungen eingetreten sind. Hier kann die Erstellung eines Deformitätsindex als Verlaufskontrolle wertvoll sein.

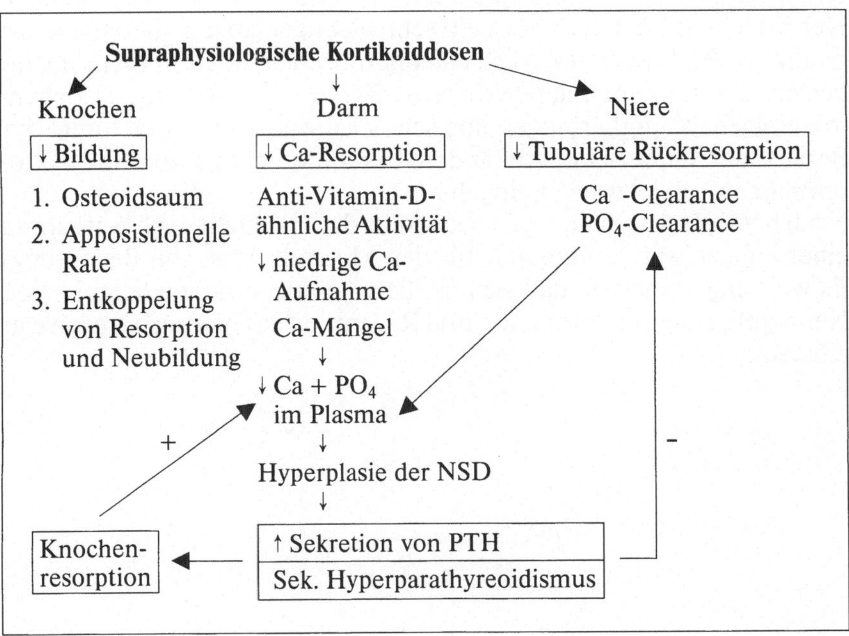

Abb. 6: Pathogenese der Glukokortikoidosteoporose

- Anamnese, klinischer Befund
- Klinisches Labor (Ausschluß anderer metabolischer Osteopathien)
- Knochenmineralgehaltsmessung (QCT, DPA, DEXA)
- Konventionelles Röntgen, z. T. Deformitätsindex als Verlaufskontrolle
- Beckenkammmbiopsie (> differentialdiagnostisch)

Abb. 7: Diagnostik der Osteoporose

Die Beckenkammbiopsie kann zwar durch Ausmessen der sogenannten volumetrischen Spongiosadichte den Osteoporoseschweregrad trotz großer Streuung dieses Parameters quantifizieren helfen, sie hat jedoch ihre Indikation vor allem bei differentialdiagnostisch unklaren Osteopathien bzw. Mischbildern.

Heute erlauben uns die unterschiedlichen Bestimmungsmöglichkeiten des Knochenmineralgehaltes die Identifizierung von Risikofällen. In den Abbildungen 8 und 9 sind die Zusammenhänge zwischen „Knochenfestigkeit" und Mineralgehaltswert des Knochens nachgewiesen und zwar in 6 cm langen Stücken der Femur corticalis als auch des Oberschenkelhalses bei postmortalen in toto entnommenem Oberschenkel. Der Knochenmineralgehalt ist ein sehr wichtiger, aber nicht der einzige prädiktive Parameter bezüglich osteoporotisch bedingter Frakturen. So besteht u.a. nur eine relativ schwache Korrelation zwischen Knochenmineralgehalt und röntgenologisch nachweisbaren Frakturen im Bereich der Wirbelsäule. Auf andere bekannte frakturfördernde Faktoren möchte ich jetzt nicht eingehen.

Nach heutiger Anschauung ist besonders das erste Jahr nach Aufnahme einer Langzeit-Steroidtherapie für den Mineralverlust von Bedeutung. Es wird angenommen, daß sich bei länger andauernder Therapie eine Neuregulierung von Formation und Resorption auf niedrigerem Niveau einstellt.

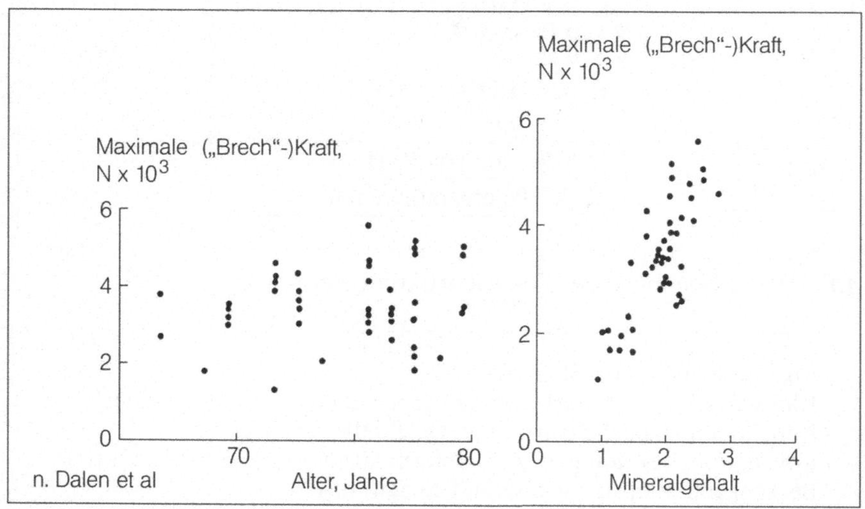

Abb. 8: Beziehung zwischen „Knochenfestigkeit" der Femur corticalis und Lebensalter bzw. Mineralgehalt der Corticalis

In einer eigenen Untersuchung sind wir daher der Frage nachgegangen, ob nach Aufnahme einer Glukokortikoidtherapie bei COPD innerhalb eines Beobachtungszeitraumes von acht Wochen ein unterschiedliches Verhalten des Knochenmineralgehaltes und/oder verschiedener Stoffwechselparameter erkennbar ist. Der Untersuchungsablauf ist in Abbildung 10 dargestellt. Die Änderungen des Knochenmineralgehaltes zeigt

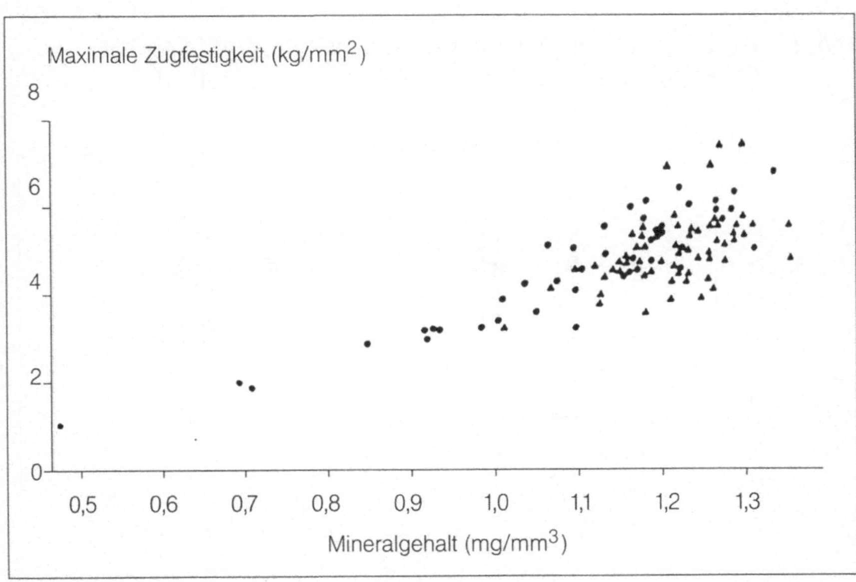

Abb. 9: Beziehung zwischen „Bruchfestigkeit" und Mineralgehalt des Oberschenkelhalses

Parameter:

Erst- und Folgeuntersuchung nach acht Wochen.
BMC/LWS, OS, SDI (BWS + LWS seitlich), PTH,
1,25-Dihydroxi-Vitamin D 3, Osteokalzin,
alk. Phosphatase, Kalzium, Phosphat, CRH-Test.

Therapieschema:

Anfangsdosis 40 mg/die Fluocortolon für acht Tage.
Reduktion um 10 mg in wöchentlichen Abständen
bis auf 10 mg/die als Erhaltungsdosis.

Abb. 10: Untersuchungsablauf

	Erstunter-suchung	Folgeunter-suchung	d %
LWK II-IV	93 %	91 %	- 2
	(74 - 127)	(72 - 124)	(+ 4 - - 16)
Femur	95 %	93,5 %	- 1,5
	(70 - 116)	(67 - 114)	(+ 4 - - 7)

Abb. 11: Änderungen des Knochenmineralgehaltes (gHA/cm^2) (%-Angaben im Vergleich zu einem Normalkollektiv)

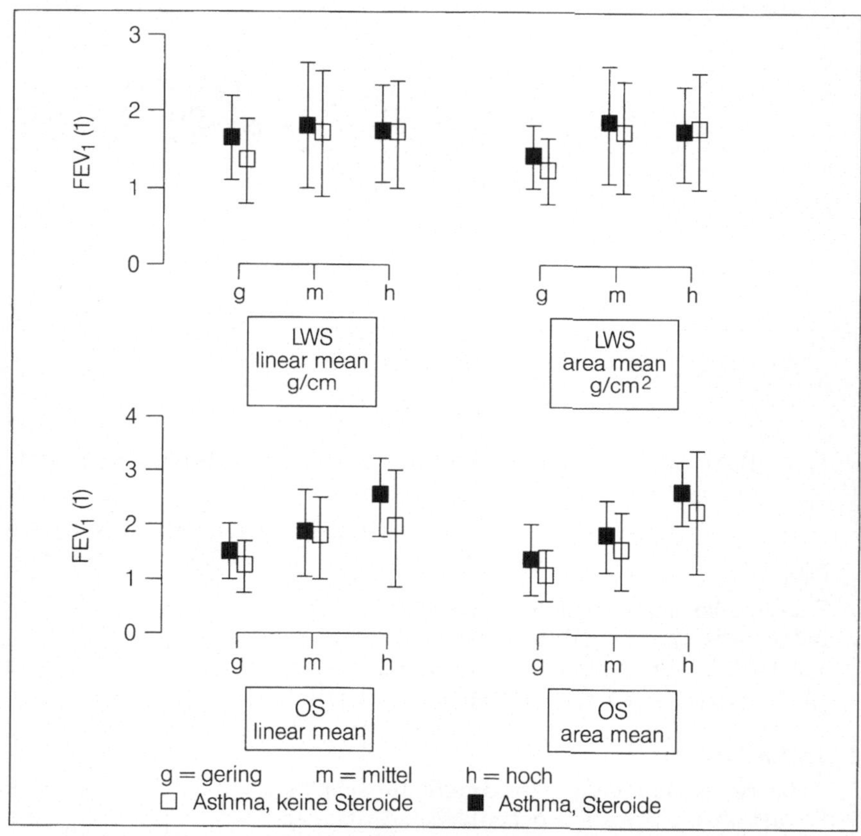

Abb. 12: Mittelwerte und Standardabweichungen der FEV$_1$ unter Berücksichtigung des Knochenmineralgehaltes und einer Steroidbehandlung des Asthma bronchiale

Abbildung 11. Untersucht wurden 25 Patienten. Eine meßbare Abnahme ist auch unter Berücksichtigung der methodisch bedingten Schwankungsbreite bereits in diesem kurzen Beobachtungszeitraum möglich. Beachtenswert ist jedoch die große individuelle Streuung dieser Knochenmassenreduktion, wobei dies vor allem an der LWS zum Tragen kommt. Hier finden sich bei drei Patienten ganz erhebliche Abnahmen um 9 %, 10 % bzw. 16 %.

Weiterhin möchte ich darauf hinweisen, daß bereits die Ausgangswerte des Mineralgehaltes auffällige Streuungen zeigen. Im Bereich der LWS finden wir bei drei Patienten Ausgangswerte, die bereits unterhalb des 2-Sigma-Bereiches des Normalkollektivs und damit in einem Bereich liegen, der nach internationaler Übereinkunft als therapiebedürftig einzuordnen ist. Die erwähnten drei Patienten mit massivem Mineralverlust hatten unauffällige Ausgangswerte.

Daß die Grunderkrankung bei der Beurteilung des Osteoporoserisikos mit zu berücksichtigen ist, geht aus der Abbildung 12 hervor. Dargestellt ist die Beziehung zwischen dem Schweregrad der Lungenfunktionseinschränkung bei COPD einerseits und der Höhe des Knochenmineralgehaltes andererseits, d.h., je stärker die Atemwegsobstruktion bzw. je niedriger der FEV_1, desto geringer ist auch der Knochenmineralgehalt. Diese Beziehung gilt sowohl für COPD-Patienten mit als auch ohne Steroidtherapie. Die erwähnten drei Patienten mit schlechten Ausgangswerten für den Mineralgehalt im Bereich der LWS hatten FEV_1-Werte, die tatsächlich nur ca. 30 % des Sollwertes betrugen.

Parameter	Erstuntersuchung	Folgeuntersuchung
PTH	8,31 (1,20 - 34)	3,95 (1,50 - 11)
1,25-VAD$_3$	43,18 (20 - 75)	47,43 (20 - 89)
Osteokalzin	5,49 (1,8 - 15)	3,50 (0,80 - 13)
Alk. Phosphatase	97,52 (45 - 155)	89,35 (60 - 144)
Phosphat	1,03 (0,72 - 1,26)	1,08 (0,77 - 1,57)
Kalzium	2,35 (2,21 - 2,52)	2,32 (2,20 - 2,50)

Abb. 13: Stoffwechseluntersuchung

Die Ergebnisse der Stoffwechseluntersuchungen sind in Abbildung 13 aufgeführt. Erwähnenswert ist der auffällige und signifikante Abfall des Osteokalzins, ohne daß dies eine Korrelation mit den erwähnten massiven Mineralgehaltsverlusten bei unseren drei Patienten zeigt.

Abbildung 14 zeigt das Verhalten von ACTH und Cortisol im CRH-Stimulationstest. Wie zu erwarten, finden sich geringere Ausgangs- und Stimulationswerte, wobei aber auch hier eine außerordentliche, individuelle Streuung vorliegt. In 20 % der Fälle sind Erst- und Folgeuntersuchung identisch, in 20 % der Fälle besteht eine weitgehende Suppression. 60 % der Patienten zeigen nur eine geringe Einschränkung im Stimulationstest. Eine Korrelation zum Verhalten des KMG besteht nicht. In zwei der drei Fälle mit massivem Mineralgehaltsverlust findet sich eine solche Suppression, während der dritte Patient, mit dem stärksten Abfall, nur eine minimale Abweichung gegenüber dem Erstbefund zeigt.

Aus dieser Untersuchung und aus langjähriger Beobachtung und Betreuung von COPD-Patienten ergibt sich für mich die Notwendigkeit, die Osteoporoseprophylaxe bei Aufnahme einer Kortikoid-Langzeittherapie konsequenter in das Behandlungskonzept einzubeziehen. Die in Abbildung 15 formulierten Vorschläge können als Grundlage dafür dienen.

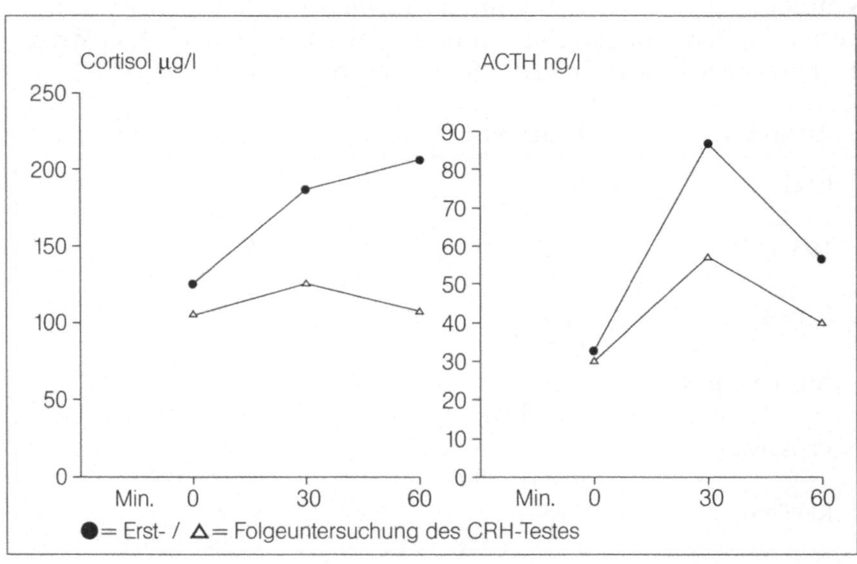

Abb. 14: Verhalten von ACTH und Cortisol im CRH-Stimulationstest

1. Vor Beginn Knochendichtemessung (DPA, QCT)
2. Kalziumreiche Ernährung, evtl. Kalziumsupplementierung
3. Körperliche Aktivität fördern
4. Bei Frauen möglichst Hormon-Langzeitsubstitution
5. Einsatz von Anabolika diskutieren?
6. Bei Hochrisikopatienten Kalzitonintherapie

Abb. 15: Osteoporoseprophylaxe: Vorschläge zur Kortikoid-Langzeittherapie

Zu Punkt 6 dieser Abbildung (Kalzitonintherapie bei Hochrisikopatienten) werden exemplarisch die Ergebnisse zweier klinischer Studien aufgeführt. DI MUNNO untersuchte 30 Patienten mit Polymyalgia rheumatica (Abb. 16) unter einer Standard- Kortikosteroidtherapie über neun Monate. Nasalspray von Lachs-Kalzitonin ist dabei in der Lage, den in der Kontrollgruppe nachweisbaren Mineralgehaltsverlust von 16 % weitgehend zu verhindern (- 2 % für 2 x 50 EH pro die bzw. - 2,4 % für 2 x 100 EH pro die).

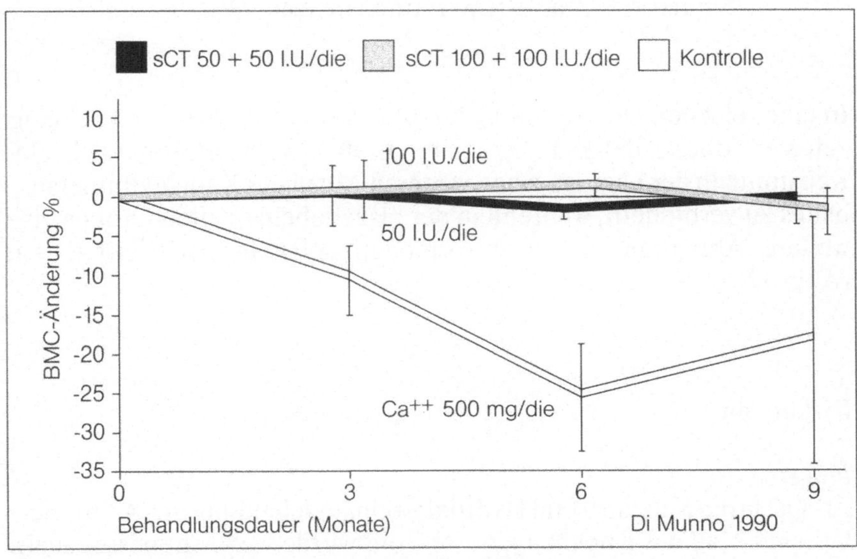

Abb. 16: Änderung des Knochenmineralgehaltes (% ± SD)

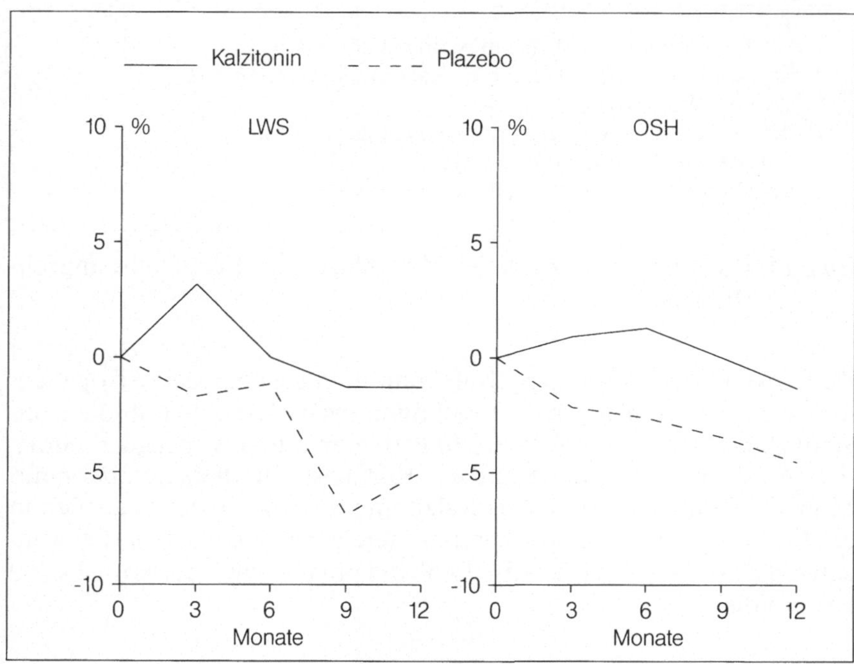

Abb. 17: Prozentuale Änderungen des Knochenmineralgehaltes in Lendenwirbelsäule (LWS) und Oberschenkelhals (OSH)

In einer eigenen Untersuchung konnten wir nachweisen, daß bei langzeit-steroidbehandelten Patienten mit COPD das Nasalspray von Lachs-Kalzitonin in der Lage ist, einen weiteren Abfall des Knochenmineralgehaltes zu verhindern, während in der plazebobehandelten Gruppe eine weitere Abnahme im zu erwartenden Ausmaß nachweisbar war (Abb. 17).

Diskussion

Frage:
Ad 1 ist ja die Kalzium- und Hydroxiprolinausscheidung im 24-Stunden-Urin ein Maß des Knochenverlustes und würde vielleicht besser geeignet sein, die Risikopatienten zu identifizieren, als die Serumparameter,

die Sie angesprochen haben und die hier in der Tat nicht hilfreich sind. Zum zweiten verwundert es mich, daß Sie bei der Prophylaxe nicht das Natriumfluorid angesprochen haben, obwohl es diese Gleichgewichtsverschiebung von Abbau und Aufbau des Knochens am ehesten beeinflußt.

Antwort:
Ad 1: Die Problematik der Beurteilung des Knochenstoffwechsels gerade mit der Hydroxiprolinausscheidung ist in der Praxis bekannt. Aus diesem Grund wird die Untersuchung heute insgesamt sehr zurückhaltend durchgeführt. Auf der anderen Seite muß man heute akzeptieren, daß über lange Zeit die herrschende Vorstellung bestand, man könnte Leute mit einem High-turn-over identifizieren und sie als Risikopatienten feststellen, während die mit dem Low-turn-over nicht gefährdet seien. Das ist weitgehend überholt, so daß dieser Parameter auch mit Eintritt der Menopause nicht mehr als der entscheidende Faktor angesehen wird. Zum zweiten ist zu sagen, daß die Problematik der Fluoridtherapie sicherlich allgemein bekannt ist, auch die ausführliche Diskussion, die in den vergangenen zwei Jahren zum Teil sehr polemisch geführt wurde. Sie kennen die Untersuchungsergebnisse, die besonders im amerikanischen Bereich zu einer kompletten Ablehnung der Fluoridtherapie geführt haben. Dabei ist zu berücksichtigen, daß der Untersuchungsansatz in der Studie von Riggs, der seine Arbeiten 1989 veröffentlichte, erstaunlicherweise so angreifbar ist, daß diese Studie tatsächlich nicht mehr akzeptiert wird. In dieser Studie sind Fluoridpräparationen mit enormen Spitzenwerten bei der Resorption gewählt worden, die in Europa nicht zur Diskussion stehen; es sind Dosierungen angewendet worden, die nicht mehr diskutiert werden. Trotzdem hat sich allgemein durchgesetzt, daß die Fluoride mit einer gewissen Skepsis betrachtet werden und ihre Einsatznotwendigkeit erst dann gegeben scheint, wenn eine Osteoporose bzw. eine klinisch manifeste Osteoporose mit nachgewiesener Fraktur bereits eingetreten ist. Als Prophylaxe werden Fluoride heute nicht mehr eingesetzt.
Die Diskussion der Diphosphonate ist bereits kurz angesprochen worden. Es gibt ermutigende Ergebnisse auch im Zusammenhang mit der Steroidtherapie. Durch die Diphosphonate konnte eine gute Hemmung des Mineralverlustes nachgewiesen werden. Diese Untersuchungsergebnisse sind z. T. jedoch sehr divergent. Vor kurzem ist in den Vereinigten Staaten durch die FDA die Zulassung der Diphosphonate wegen nicht ausreichender Untersuchungsergebnisse verweigert worden.

Frage:
Wie beurteilen Sie das konventionelle Röntgen von Händen und Füßen als Verlaufsparameter für die Beurteilung einer fortschreitenden Osteoporose?

Antwort:
Ich hatte bereits gesagt, daß eine relativ schwache Korrelation zwischen röntgenologisch nachweisbaren Veränderungen auch an der Wirbelsäule und im Mineralgehalt besteht. In einer früheren Untersuchungsreihe, die wir unter epidemiologischen Gesichtspunkten durchgeführt hatten, wurden auch die Metacarpalia mitgeröntgt. Auch da ließ sich nur eine ähnlich schwache Relation nachweisen, die sicherlich für die Verlaufskontrolle nicht gut geeignet ist.

Frage:
Ich hätte noch eine Frage zur langfristigen Anwendung topischer Steroide bei chronischen Atemwegserkrankungen. Gibt es sowohl für Erwachsene als auch für Kinder einen Schwellenwert im Hinblick auf die Osteoporose? Wie ist der aktuelle Stand der Diskussion?

Antwort:
Auf der Abbildung mit den möglichen Faktoren, die zur Fraktur führen können, waren auch die inhalierbaren Steroide erwähnt, allerdings mit einem Fragezeichen. Es ist bekannt, daß bei inhalativen Steroiddosen über 1 mg täglich durchaus mit systemischen Nebenwirkungen zu rechnen ist. Es sind aber keine eindeutigen Zusammenhänge zwischen der Dosis der inhalierbaren Steroide und dem Einfluß auf den Knochenstoffwechsel bekannt. Es liegen Untersuchungen vor, die eine Beeinflussung des Serumosteokalzins unter inhalierbaren Steroiden zeigen. Es gibt auch Untersuchungen, die zeigen, daß bei Kindern durch inhalierbare Steroide das Längenwachstum beeinflußt werden kann. Allerdings gibt es auch genau so viele Untersuchungen, in denen dies nicht nachgewiesen werden konnte. Eine klar festgelegte Dosisschwelle gibt es nicht.

Fluocortolon - das klassische Glukokortikoid

B. Lorenz

Einleitung

Seit über 40 Jahren werden Glukokortikoide therapeutisch genutzt. Mit ihrem breiten und vielfältigen Wirkungs- und Indikationsspektrum gehören sie heute zum „klassischen" Medikamentenrepertoire. Nicht zuletzt ist durch die Einführung zahlreicher synthetischer Derivate mit unterschiedlichen pharmakologischen Eigenschaften die Therapie mit Glukokortikoiden sehr vielschichtig geworden.

Als die Schering-Forschungsabteilungen vor Jahren begannen, ein neues Kortikoid für die systemische Anwendung zu entwickeln, war man sich einig, daß es vor allem darauf ankam, den Abstand zwischen der erwünschten Wirkung und den unerwünschten Wirkungen möglichst

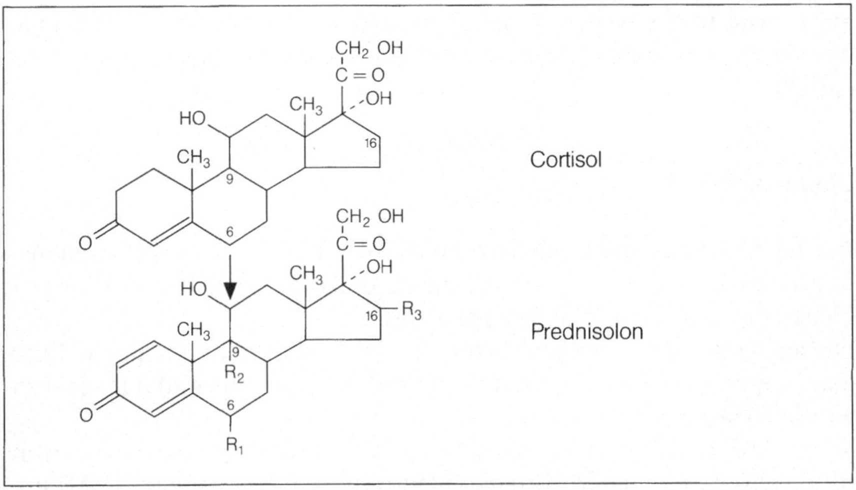

Abb. 1: Chemische Strukturformel des Prednisolon

zu vergrößern und ein Kortikoid mit besserer therapeutischer Breite zu schaffen, um das Risiko für den Patienten zu vermindern. Um dieses Ziel zu erreichen, führte ein neuer Weg weg vom Hydrocortison und seinen Abkömmlingen.

Bekanntlich leiten sich die meisten synthetischen Kortikoide vom körpereigenen Cortisol ab. Durch die Einführung einer Doppelbindung zwischen C-1 und C-2 im Ring A des Pregnangerüstes sowie durch Substitution mit einer Hydroxil- oder Methylgruppe an C-16 bzw. einer Methylgruppe oder eines Fluoratoms in Position 6α und 9α gelang es, die entzündungshemmende Wirkung gegenüber Cortisol um das 4- bis 30fache zu steigern und gleichzeitig die mineralokortikoide Wirkung zu vermindern oder ganz zu eliminieren (Abb. 1).

Fluocortolon war das erste vom körpereigenen Corticosteron abgeleitete Glukokortikoid. Die Einführung einer Methylgruppe in die 16α-Position sowie die Fluorsubstitution in 6α-Stellung bei 1-Dehydrocorticosteron führte zu einer deutlichen Aktivitätssteigerung im Vergleich zu Cortisol bei fehlender mineralokortikoider Wirkung (Abb. 2).

Die wichtigsten strukturellen chemischen Unterschiede sind auf die Stellung des Fluoratoms zurückzuführen. Bei den Prednisolonderivaten Betamethason, Dexamethason und Triamcinolon befindet sich das Fluoratom am C-9, bei Fluocortolon am C-6.

Wird von den negativen Wirkungen der fluorierten Kortikoide gesprochen, so sind hier in erster Linie die 9α-fluorierten Kortikoide gemeint. Die 9α-fluorierten Derivate haben eine lange Plasmahalbwertszeit von annähernd fünf Stunden, Fluocortolon als 6α-fluoriertes Kortikoid hat eine kurze Plasmahalbwertszeit, die der des endogenen Cortisols entspricht.

Pharmakokinetik

Bei der Auswahl eines Glukokortikoids sollte man folgende pharmakokinetischen Parameter berücksichtigen, die ein günstiges Wirkungs-/Nebenwirkungsverhältnis gewährleisten.

Die am Menschen durchgeführten pharmakokinetischen Untersuchungen zeigten, daß Fluocortolon rasch und nahezu vollständig resorbiert wurde (Abb. 3 u. 4).

Wenige Minuten nach Verabreichung ist Fluocortolon im peripheren Blut nachweisbar, die Maximalkonzentrationen werden nach 1 - 2 Stunden erreicht [7, 8, 9].

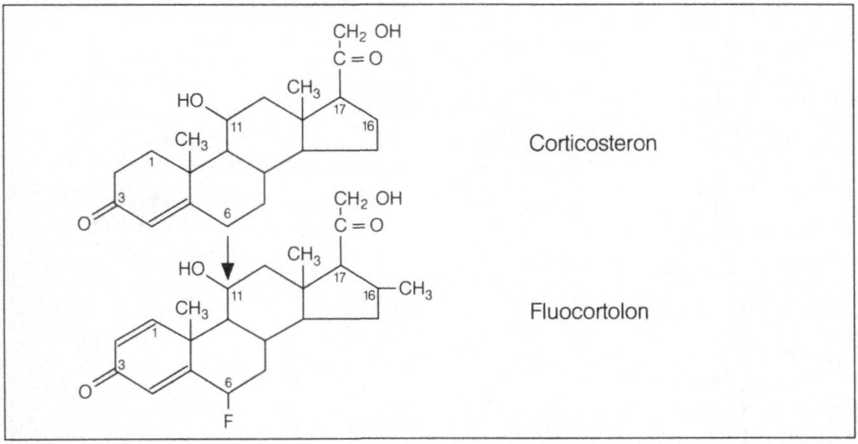

Abb. 2: Chemische Strukturformel des Fluocortolon, das sich als synthetisches Glukokortikoid vom Corticosteron ableitet

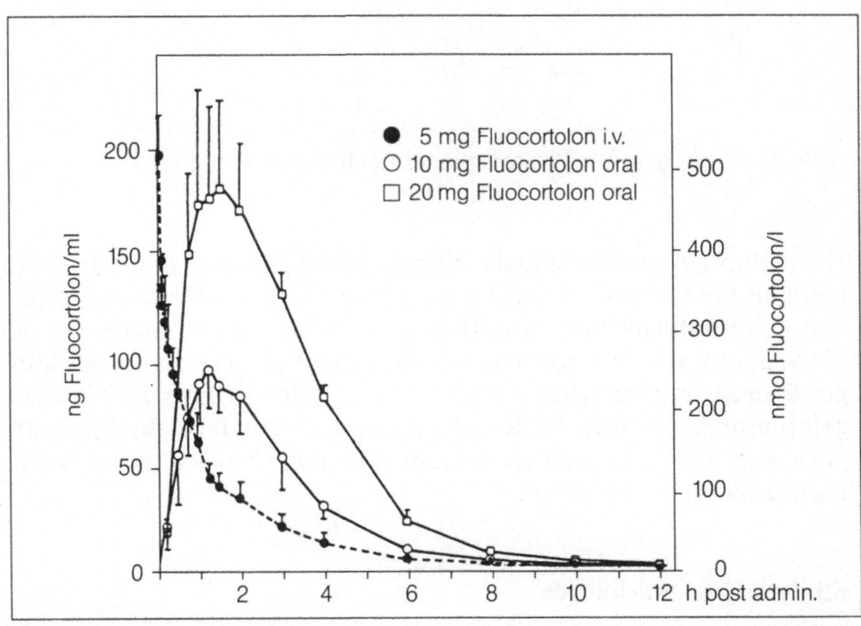

Abb. 3: Fluocortolon-Plasmaspiegel nach intravenöser Gabe von 5 mg und oraler Gabe von 10 und 20 mg Fluocortolon bei 5 Probanden. Mittelwert ± SD [7]

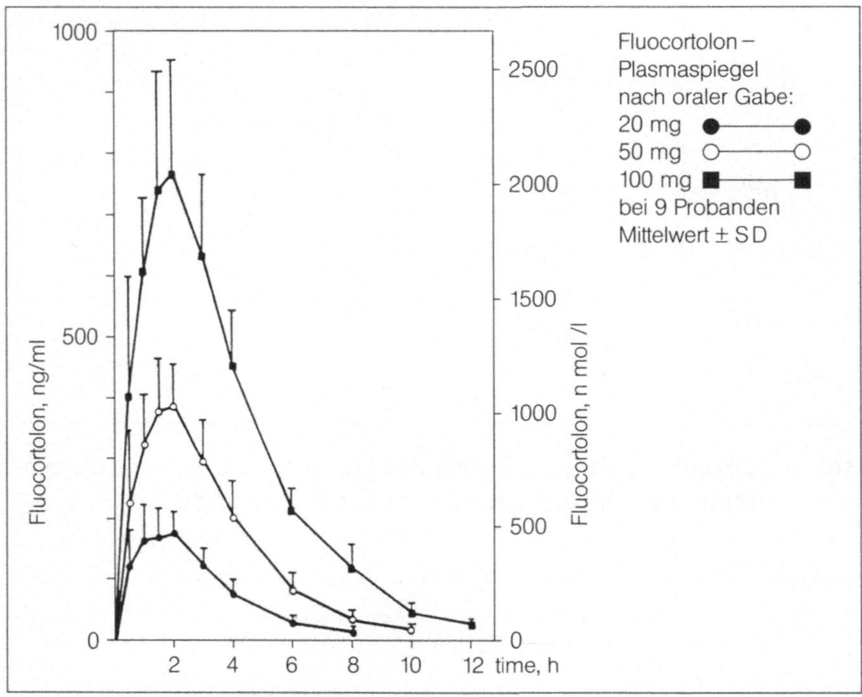

Abb. 4: Fluocortolon-Plasmaspiegel nach oraler Gabe [8]

Haupteliminationsweg sind die Nieren. Innerhalb von 24 Stunden wird mehr als die Hälfte der verabreichten Dosis über den Harn ausgeschieden. Laboruntersuchungen und klinische Versuche haben bewiesen, daß die Wirkung von Fluocortolon bei einmaliger Verabreichung am Morgen über 24 Stunden erhalten bleibt. Fluocortolon ist daher für die heute geforderte Anpassung der Kortikoidgaben an den Tagesrhythmus der physiologischen Cortisolproduktion besonders durch seine kurze Plasmahalbwertszeit geeignet.

Klinische Untersuchungen

Fluocortolon wurde nach Abschluß umfangreicher experimenteller Untersuchungen zwischen 1963 und 1967 klinisch geprüft. An dieser Prüfung waren 380 Ärzte mit insgesamt 5 675 Patienten beteiligt [1, 3].

130

Die pharmakologischen und klinischen Untersuchungen des Fluocortolon wurden im Vergleich zum Prednisolon durchgeführt.

Die Substanz wurde in zahlreichen Indikationen klinisch geprüft, insgesondere bei Asthma bronchiale, Polyarthritis rheumatica, Ekzemen, akuter und chronischer Hepatitis und bei orthopädischen und chirurgischen Krankheiten.

Cushing-Schwelle

Mit den unter der Glukokortikoidtherapie aufgetretenen Cushing-Symptomen wurde folgendermaßen verfahren: Bei Vorliegen zweier Symptome (z. B. Gesichtsrundung und Gewichtszunahme) wurden diese der Cushing-Symptomatik zugeordnet. Bei insgesamt 327 (5,8 %) Patienten von 5 675 wurden unter den oben genannten Kriterien Cushing- Symptome vermerkt.

In dieser Studie wurde von 127 Fällen berichtet, die unter der vorangegangenen Therapie mit anderen Glukokortikoiden Cushing-Symptome zeigten, welche sich nach Umstellung auf wirkungsäquivalente Dosen von Fluocortolon zurückbildeten. Ein ausgeprägter Morbus Cushing trat in 49 Fällen auf, das heißt, bei weniger als einem Prozent aller mit Fluocortolon behandelten Fälle. Bei insgesamt 40 Patienten wurde die Therapie mit Fluocortolon wegen des Auftretens von Cushing-Symptomen abgebrochen.

Ermittelt wurde für Fluocortolon eine Cushing-Schwellendosis von 20 mg, für Prednisolon von 10 mg. Die Dosis, bei der nach einer Behandlungszeit von mehr als sechs Wochen mindestens 80 % der Patienten ohne jedes Cushing-Zeichen blieben, wurde als Schwellendosis bezeichnet. Beachtet werden sollte auf jeden Fall, daß diese Schwellendosis keinen Absolutwert, sondern nur einen Richtwert darstellt. Die klinische Erfahrung hat gezeigt, daß breite individuelle Schwankungen auftreten können.

Katabole Wirkung

Stickstoffbilanzuntersuchungen zeigten, daß die katabole Wirkung von Fluocortolon auf den Eiweißstoffwechsel erst nach höheren Dosen auftritt als bei Prednisolon. Die katabole Schwellendosis von Fluocortolon betrug 30 - 40 mg/Tag. Sie ist in etwa doppelt so hoch wie die des Prednisolon.

Suppression des Endokriniums

Daß Glukokortikoide mit kurzer Plasmahalbwertszeit das Endokrinium weniger beeinträchtigen als Kortikoide mit langer Plasmahalbwertszeit, ist in verschiedenen Untersuchungen gezeigt worden [2]. Zur Überprüfung der Ansprechbarkeit von Hypophyse und Nebennierenrinde nach einer Kortikoidtherapie wurde der sogenannte Corticotropin-Releasing-Test (CRF-Test) herangezogen.

In oben genannter Untersuchung wurde an 44 Patienten, welche Prednisolon, Fluocortolon, Triamcinolon, Betamethason und Beclomethasondipropionat erhalten hatten, der CRF-Test durchgeführt. Die Behandlungsdauer lag zwischen zwei Wochen und zehn Jahren, die Dosis betrug 2,5 - 20 mg Prednisonäquivalent.

Die Suppression der Nebennierenrinde (bzw. Hypophyse) nimmt nach höherer Dosierung und längerer Behandlungsdauer zu, wobei bei einem Präparat mit kurzer Halbwertszeit der endogene Cortisolspiegel weniger supprimiert ist als bei Präparaten mit längerer Halbwertszeit. Ein ähnliches Verhalten ist auch bei den ACTH-Werten zu erkennen. Neuere Untersuchungen zeigen, daß die Suppression der endogenen Cortisolproduktion nicht eindeutig mit der Höhe der Dosis und der Dauer der Therapie korreliert. Eine Suppression tritt aber tendenziell eher bei höheren Dosen auf [5, 6]. Tabelle 1 gibt einen Überblick über die Plasmahalbwertszeiten der wichtigsten im Handel befindlichen Glukokortikoide. Fluocortolon besitzt die Halbwertszeit, die der des endogenen Cortisols entspricht [7].

Anwendungsbeobachtungen bei Patienten mit Asthma

1989 - 1990 wurde zu Fluocortolon eine Anwendungsbeobachtung im niedergelassenen Bereich durchgeführt. Beobachtet wurden insgesamt 402 Patienten mit Asthma, bei denen eine orale Glukokortikoidtherapie erforderlich war.

Zielsetzung dieser Anwendungsbeobachtung war es,

1. nähere Angaben über die tatsächlich notwendigen oralen Glukokortikoiddosierungen zu erhalten, bei denen eine befriedigende Wirkung erzielt und gleichzeitig das Risiko unerwünschter Wirkungen gering gehalten werden konnte. Für Fluocortolon sollten die Dosierungsempfehlungen weiter präzisiert werden;

Tab. 1: Plasmahalbwertszeiten der Glukokortikoide

Präparat	Halbwertszeit (h)	Literatur
Betamethasone	5 - 7	Kaiser 1982 Swartz et al. 1978 Haak et al. 1981
Cortisol	1.3 - 1.9 1.5	Axelrod 1976, 1981 Kaiser 1982 Morselli et al.
Cloprednol	1.8	Standard-Information Syntestan
Dexamethason	3.4 (Männer) 2.4 (Frauen) 1.8 - 4.7	Tsuei et al. 1979 Axelrod 1976, 1981
Fluocortolon	1.3 1.7 0.8 1.5	present study Gleispach et al. 1981 Gerhards et al. 1971 Gerhards and Nieuweboer 1967
6 α-Methyl- prednisolon	2.1 1.3 - 3.1	Garg et al. 1979 Szefler et al. 1982 Axelrod 1976, 1981
Paramethason	5.0	Kaiser 1982
Prednisolon	2.75 1.9 - 4.2	Pickup et al. 1977 Rose et al. 1981 Axelrod 1981
Prednison	1.0 3.4 - 3.8	Axelrod 1981 Pickup 1979
Prednyliden	2.7	Kaiser 1982
Triamcinolon	3.3 - 5.0	Kaiser 1982
aus: [7]		

2. durch engmaschige Peak-flow-Messungen über mehrere Wochen die geringste Tagesdosis zu ermitteln, mit der Anfallsfreiheit und eine gute körperliche Belastbarkeit gewährleistet sind;
3. durch Verwendung von Peak-flow-Metern die Patienten-Compliance zu fördern.

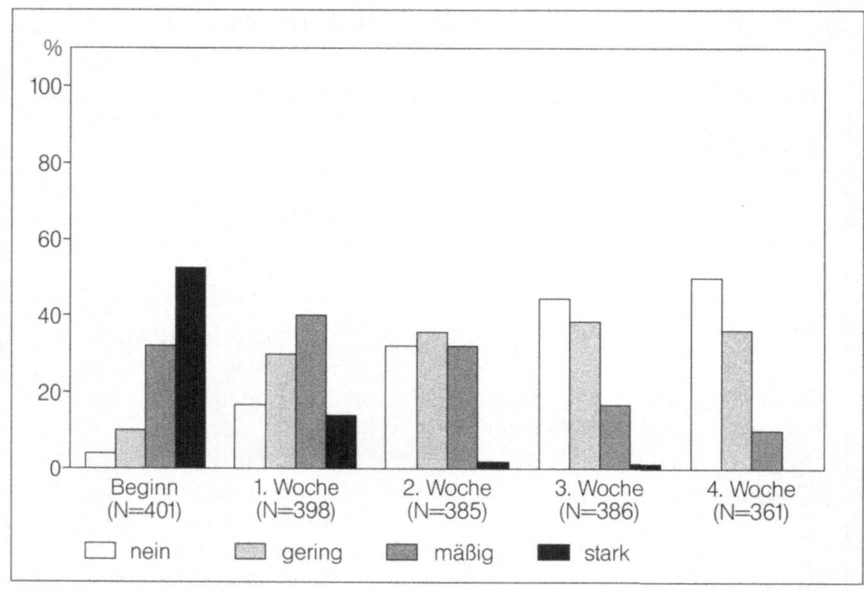

Abb. 5: Luftnot nachts

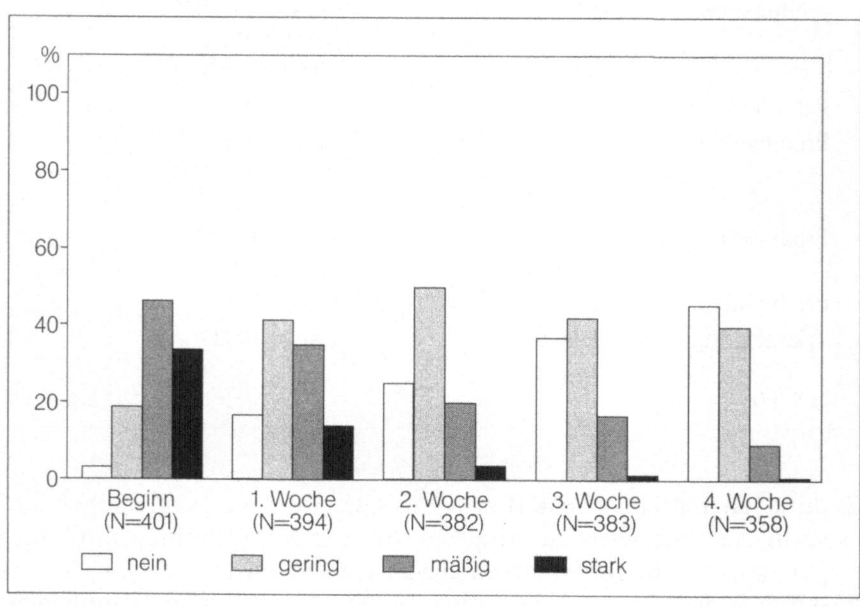

Abb. 6: Husten

134

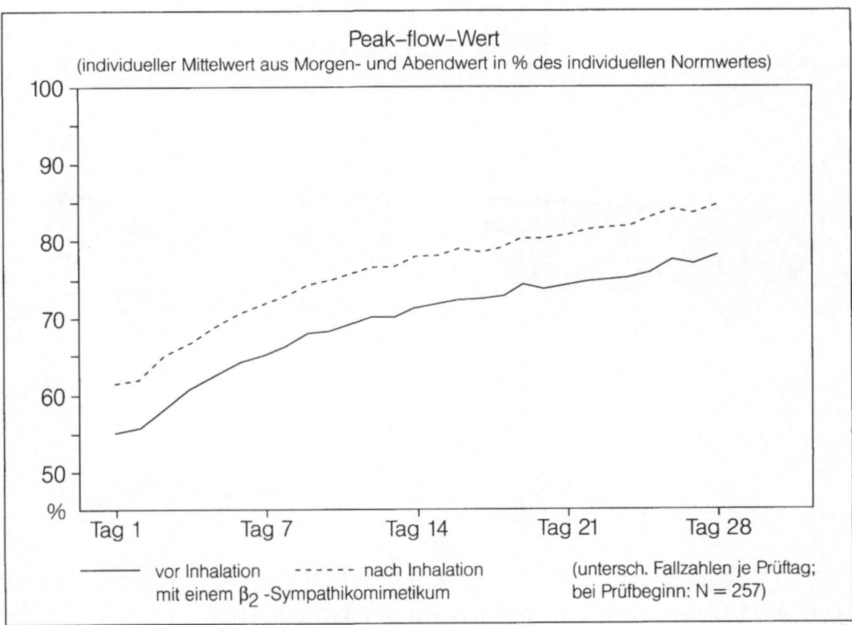

Abb. 7: Peak-flow-Wert

Die Dauer der Anwendungsbeobachtung betrug vier Wochen.
Dokumentiert wurden die Entwicklung der Asthmasymptome, wie
Luftnot, Husten, Auswurf sowie die gemessenen Peak-flow-Werte (Abb.
5 – 7).
Betrachtet man die Anfangsdosierungen, so erhielten ca. 60 % der Patienten eine Anfangsdosis von 20 - 40 mg, ca. 30 % eine Anfangsdosis von
weniger als 20 mg und ca. 10 % von mehr als 40 mg täglich. Wertet man die
einzelnen Gruppen gesondert aus, so ist der stärkste Rückgang der Fluo-
cortolondosierung für die Gruppe mit einer Anfangsdosis von über
40 mg zu beobachten. Sie reduzierte sich von 59 mg auf 10,4 mg täglich.
Nach vier Wochen beurteilten Arzt und Patient Wirkung und Verträglichkeit von Fluocortolon (Abb. 8, 9).
Die Wirksamkeit und Verträglichkeit von Fluocortolon wurde zu mehr
als 90 % als sehr gut und gut beurteilt.

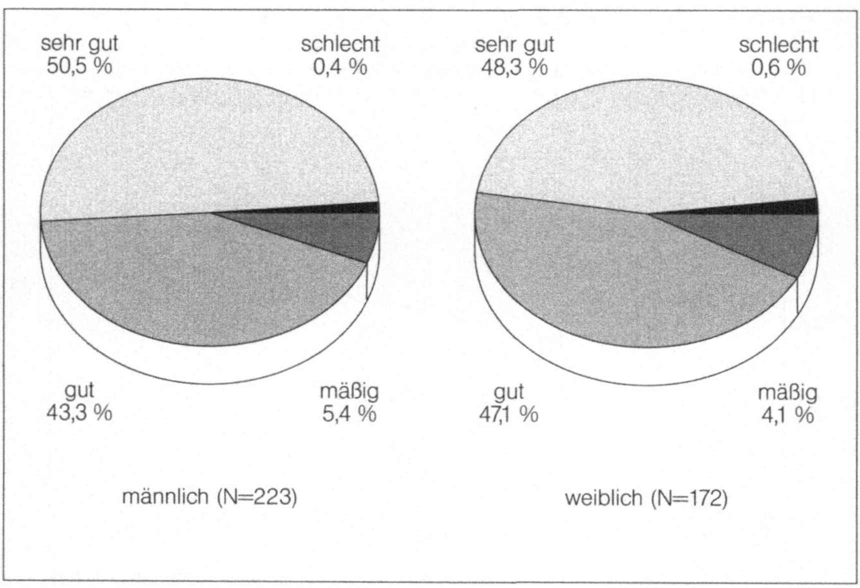

Abb. 8: Wirksamkeit von Fluocortolon (Arzturteil)

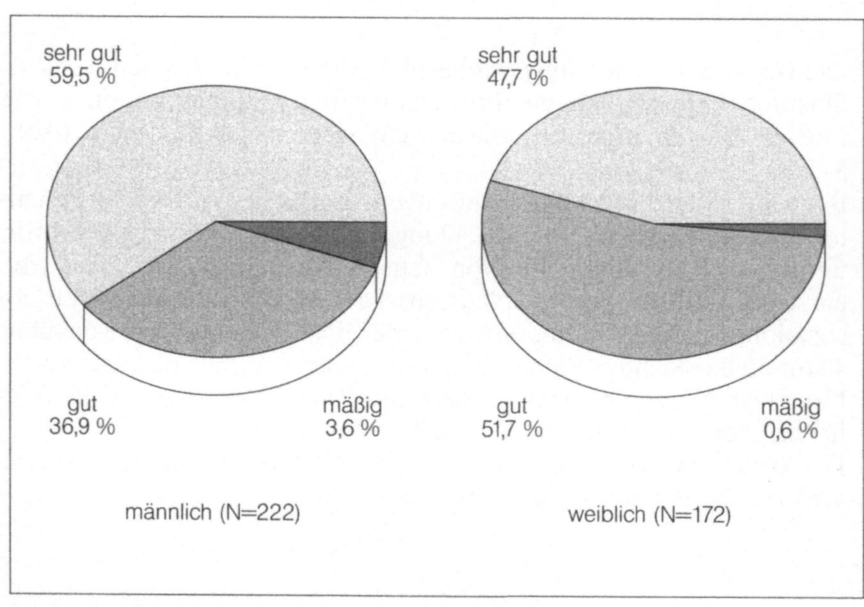

Abb. 9: Verträglichkeit von Fluocortolon (Arzturteil)

Glukokortikoidrezeptoraffinität

Aus verschiedenen Untersuchungen ist bekannt, daß die Wirkung eines Glukokortikoids unter anderem von der Rezeptoraffinität des Glukokortikoids abhängt.
Neueste, an Blutzellen durchgeführte Untersuchungen haben gezeigt, daß die relativen Rezeptorenaffinitäten tatsächlich zu den Glukokortikoideffekten in Beziehung gebracht werden können [4].

Zusammenfassung

Die Eigenschaften von Fluocortolon können folgendermaßen zusammengefaßt werden:

- Fluocortolon wird rasch resorbiert.
- Die maximalen Plasmaspiegel werden nach 1,4 - 2,1 Stunden erreicht.
- Die Bioverfügbarkeit beträgt nach oraler Gabe über 80 %.
- Fluocortolon hat keine mineralokortikoide Wirkung.
- Es verfügt über eine hohe Rezeptoraffinität und eine kurze Halbwertszeit; dies bedeutet, daß mit Fluocortolon eine gute Steuerbarkeit und eine geringere Beeinträchtigung des endogenen Regelkreises gewährleistet ist.

Diese erwähnten Eigenschaften entsprechen den Forderungen, die heute im Zusammenhang mit einer zeitgemäßen Glukokortikoidtherapie an ein orales Glukokortikoid gestellt werden.

Literaturverzeichnis

1 GARN W, HERMS E, MATTHES H. Fluocortolon-Symposium 1967. Saladruck: Berlin 1967.
2 KUNKEL G, MARSISKE-JURTH C, LIESE D, VECSEI P, HAACK D. Asthma bronchiale und Kortikosteroide. Sonderdruck aus Asthma bronchiale, Internationales Asthma-Symposium 1985, Berlin. In: NOLTE D, KUMMER F, DOROW P (Hrg.). Urban und Schwarzenberg: München 1985.
3 MATTHES H, LOJEWSKI D. Ultralan-oral. Experimentelle und klinische Prüfungsergebnisse. Medizinische Mitteilungen. Medizinisch-wissenschaftliche Abteilung der Schering AG: Berlin/Bergkamen 1969; 30. Jahrgang, Heft 1.

4 SCHLAGHECKE R. Rezeptoraffinität synthetischer Glukokortikoide. Gluko-kortikoid-Symposium 1991. S. dieser Bd. S. 11.

5 SCHLAGHECKE R, RIDDERSKAMP P, DEGNER FL, JULI E.Corticotropin-Re-leasing-Hormos (CRH)-Test bei der Überwachung der Glukokortikoidthe-rapie. Dtsch Med Wochenschr 1990; 115: 1136-1140.

6 SCHLAGHECKE R, KORNELY E, SANTEN R TH, RIDDERSKAMP P. The effect of long-term glucocorticoid therapy on pituitary-adrenal response to exo-genous corticotropin-releasing hormone. N Engl J Med 1992; 326: 226-230.

7 TÄUBER U, HAACK D, NIEUWEBOER B, KLOSS G, VECSEI P, WEND TH. The pharmacokinetics of fluocortolone after intravenous and oral administra-tion. Clin Pharmacol Therap Toxicol 1984: 22 (1): 48-55.

8 TÄUBER U, RICHTER K, MATTHES H. Fluocortolon: Pharmacokinetics and effect on plasma cortisol level. Eur J Clin Pharmacol 1986; 30: 433 - 438.

9 TÄUBER U, POSERN U, BICKER U, MATTHES H, VOIGT K. Fluocortolon: Phar-macokinetics and effect on ACTH and cortison secretion during daily and alternate-day administration. Eur J Clin Pharmacol 1988; 35: 177 - 181.

Glukokortikoide und Immunsystem

J. R. Kalden

Einleitung

Die Interaktion zwischen Glukokortikoiden und den unterschiedlichen Kompartimenten des Immunsystems ist noch immer ein aktuelles Forschungsgebiet, wobei unser Kenntnisstand über interagierende bzw. synergistisch oder antagonistisch wirkende Prinzipien noch außerordentlich lückenhaft ist.

Im folgenden werden das Zielorgan einer Glukokortikoidtherapie, das Immunsystem in seinen unterschiedlichen Immunreaktionen sowie einige besser bekannte Wirkungen von Glukokortikosteroiden auf unterschiedliche Zellen des Immunsystems im Sinne einer immunsuppressiven Wirkung vorgestellt und diskutiert.

Das Immunsystem des Menschen kann man sowohl im Sinne physiologischer als auch pathophysiologischer Mechanismen in humorale und zelluläre Reaktionsformen unterteilen, die sich wiederum hinsichtlich eines Antigens in unspezifisch oder spezifisch wirkende Aktivitäten unterteilen lassen. Zu den unspezifischen humoralen Mechanismen gehören das Komplementsystem, das Propertinsystem, Zytokine sowie Serumproteine, die direkt und indirekt in Reaktionsmechanismen des Abwehrsystems involviert sein können. Im zellulären Bereich wird das antigenunspezifische Kompartiment durch phagozytoseaktive Zellen wie Monozyten-Makrophagen oder Granulozyten vertreten. Mit in diesen Bereich aufgenommen wurden kürzlich die sogenannten natürlichen Killerzellen, möglicherweise eine T-Zell-Subpopulation, die antigenunspezifisch eine bedeutende Funktion bei der Abwehr von Virusinfektionen, aber auch in der Tumorimmunologie besitzen. Berichte über die Wirkung von Glukokortikosteroiden auf die Funktion natürlicher Killerzellen sind widersprüchlich. So wurde bei Patienten mit einem Morbus Crohn oder einer ulzerativen Colitis sowohl eine gesteigerte wie auch eine verminderte Natural-Killer-Zellaktivität unter einer Glukokortikosteroidtherapie berichtet. Die spezifischen Abwehrmechanismen im humoralen Immunsystem und in dessen zellulärem Schenkel werden durch T- Zellen bzw. Antikörper vertreten. Ein bekanntes Phänomen für den Kliniker ist, daß bei Patienten, die über einen langen Zeitraum eine Glukokortikosteroidtherapie erhielten, ein sekundäres Antikörpermangelsyndrom beobachtet werden kann. Ebenso suppressiv wirken Glukokortikosteroide im Bereich der antigenspezifischen T-Zell-getragenen zellulären Immunreaktion.

Eine Immunreaktion wird durch die Prozessierung und anschließende Präsentation eines Antigens an die CD4-positive T- Helferzelle initiiert. Aus Versuchstiermodellen ist bekannt, daß Glukokortikosteroide eine suppressive Wirkung auf die antigenpräsentierende Aktivität entsprechender Zellpopulationen besitzen, was auf der einen Seite ihren Wirkungseffekt bei Autoimmunopathien miterklären mag, gleichzeitig aber mit einer normalen physiologischen Abwehrreaktion durch die Suppression der Antigenpräsentation interferiert.

Auf Thymuszellen wird während ihrer Entwicklung im Thymus besonders auf Thymozyten im Kortexbereich ein lytischer Effekt durch Glukokortikosteroide berichtet, und zwar auf Zellen, die noch keinen T-Zellrezeptor, auch nicht das CD4- und CD8-Molekül, expremieren. Werden diese Glukokortikosteroide aus sukzeptiblen Zellen im Versuchstier eliminiert, resultiert daraus eine immunologische Inkompetenz. Inwieweit dieser Befund für das humane System von Bedeutung sein kann, bedarf weiterer Studien und Untersuchungen. Festzustellen ist, daß der Thymus mit der Entwicklung inkompetenter Thymussubpopulationen lebenslang eine wichtige Bedeutung für die Aufrechterhaltung der Integrität unseres gesamten Körpers besitzt. Kommt es zu einem Defekt der Thymussubpopulationen, der CD4-positiven Helferoder CD8-positiven Suppressor-/Zytotoxzellen, kann daraus z.B. eine verminderte Produktion von Immunglobulinen in Folge einer verminderten Hilfe der CD4-positiven T-Zellen für antikörperproduzierende B-Zellen resultieren.

Untersuchungen der letzten Jahre haben gezeigt, daß die Interaktion von Makrophagen, T-Lymphozyten und B-Zellen über Botenstoffe, hormonähnliche Substanzen, sogenannte Zytokine, erfolgt.

Wichtige Zytokine sind das Interleukin 1, der Tumornekrosisfaktor Alpha, das Interleukin 2 und das Interferon Gamma, wobei Interleukin 2 und Interferon Gamma von T-Zellen gebildet werden. Zusätzlich sind unterschiedliche Wachstumsfaktoren von entscheidender physiologischer und auch pathophysiologischer Bedeutung, Wachstumshormone wie der granulozyten- und monozytenkoloniestimulierende Faktor (G-CSF und GM-CSF) oder der nur granulozytenkoloniestimulierende

140

Faktor. Diese Zytokine, derzeit sind 12 Interleukine definiert, terminieren nicht nur eine physiologische und damit eine normale Immunreaktion, sondern sie sind auch in unterschiedlichen pathophysiologischen Situationen mit der möglichen Manifestation von chronisch entzündlichen Erkrankungen oder Autoimmunopathien von Bedeutung. So ist bekannt, daß bei der chronischen Polyarthritis Interleukin 1 und Tumornekrosisfaktor Alpha nicht nur eine Bedeutung für die Initiierung und Aufrechterhaltung der beschriebenen zellulären Kooperationen haben, sondern direkt - wenn auch unterschiedlich - zerstörend auf das Knorpelgewebe wirken. Weitere wichtige Zytokine, die bei der chronischen Entzündungsreaktion von Bedeutung sind, sind Interleukin 6 und Interferon 8. Zur Messung der unterschiedlichen Interleukine stehen heute in der Regel Radioimmun- bzw. ELISA-Assay-Methoden zur Verfügung, die es nicht nur ermöglicht haben, die Rolle von Zytokinen in physiologischen und pathophysiologischen Situationen zu studieren, sondern auch die Möglichkeit geben, den Effekt von Glukokortikosteroiden auf die Expression und Produktion unterschiedlicher Zytokine zu definieren und damit einen besseren Einblick als bislang hinsichtlich der Wirkungsweise von Glukokortikosteroiden auf das Immunsystem zu erarbeiten. Greift man mit unterschiedlichen Wirkprinzipien, so auch mit Glukokortikosteroiden, in das Zytokinnetz ein, ist zu berücksichtigen, daß Zytokine in ihrer Aktivität bleotroph sind. Das bedeutet, Zytokine bzw. Interleukine können, zum Teil dosisabhängig, stimulierende oder inhibierende Wirkungen auf das Immunsystem entfalten. Zusätzlich ist bekannt, daß unterschiedliche Zytokine sich antagonisieren bzw. synergistisch wirken können. Diesem bleotrophen und zum Teil dosisabhängigen Effekt von unterschiedlichen Interleukinen ist bei einem Eingriff in das Zytokinnetzwerk Rechnung zu tragen, um möglichen auftretenden ungewünschten Nebenwirkungen nicht unvorbereitet zu begegnen bzw. sie zu vermeiden.

Kortikosteroidwirkungen auf das Immunsystem

Antiinflammatorische Wirkungen

Die Kortikosteroidwirkung auf das Immunsystem läßt sich in eine primär antiinflammatorische Wirkung auf der einen und in eine immunsuppressive Wirkung auf der anderen Seite aufteilen. Die antiinflamma-

Tab. 1: Kortikosteroidwirkungen auf das Immunsystem

A   Antiinflammatorische Aktivität

    1. Verminderung der lokalen Kapillarpermeabilität und Vasodilatation

    2. Verminderung: - der Leukozytenadhäsion am Endothel
                                - der Leukozytenchemotaxis und -migration

    3. Hemmung: - der Synthese von Zytokinen (IL-1, TNF-Alpha) in aktivierten Makrophagen
                                - der Prostaglandinsynthese (= Hemmung der Phospholidase A durch Lipocortin)
                                - der Zyklooxigenase
                                - der Phagozytoseaktivität von Makrophagen und Granulozyten
                                - der Makrophagenbakterizidie

---

torische Aktivität von Glukokortikosteroiden ist in Tab. 1 dargestellt. Bekannt sind eine Verminderung der lokalen Kapillarpermeabilität und Vasodilatation, die bei entzündlichen Gefäßerkrankungen auftreten können. Dadurch wird eine Emigration von Entzündungszellen im perivaskulären Raum inhibiert, wenn auch nicht komplett verhindert. Ebenso antiinflammatorisch ist der Effekt von Glukokortikosteroiden im Sinne einer Inhibition der Leukozytenadhäsion am Gefäßendothel sowie einer Verminderung der Leukozytenchemotaxis und -migration. Zusehends lernt man, daß für eine normale Migration unserer Blutzellen, und damit auch für eine normale Zirkulation, adhäsive Moleküle von Bedeutung sind, die sowohl auf den Oberflächen von Zellen des Blutes, wie Lymphozyten, Granulozyten und Monozyten, exprimiert werden, als auch auf der Oberfläche von Endothelzellen. Durch eine noch nicht geklärte Interaktion der Zellen mit den adhäsiven Molekülen wird die Migration einer Zelle gerichtet und letztendlich bei Entzündungen an den Ort der Entzündungsreaktion in unterschiedliche Organe geleitet. Man kann sich daher gut vorstellen, daß durch eine Verminderung der Expression adhäsiver Moleküle und die damit verbundene Verminderung der Leukozytenadhäsion am Endothel z.B. Entzündungen bei systemischen Vaskulitiden effektvoll durch Glukokortikosteroide therapiert werden können. Bei der Verwendung monoklonaler Antikörper gegen eine bestimmte Gruppe adhäsiver Moleküle war es beim Versuchstier möglich, eine chronisch-entzündliche Darmerkrankung effektvoll zu therapieren.

Ein zentraler Mechanismus der antiinflammatorischen Aktivität von Glukokortikosteroiden ist die Hemmung (Tab. 1) der Synthese von Zytokinen und Prostaglandinen, die Hemmung der Zyklooxigenasen, der Phagozytoseaktivität von Makrophagen und Granulozyten sowie der Makrophagenbakterizidie. Es ist zu diskutieren, ob ein antiinflammatorischer Effekt bei rheumatologischen Krankheitsentitäten infolge einer Glukokortikosteroidtherapie sowohl durch eine Hemmung der Synthese von Interleukin 1 und Tumornekrosisfaktor Alpha aktivierter Makrophagen besteht, als auch in einer Hemmung der Prostaglandinsynthese. Die in Tab. 1 aufgelisteten antiinflammatorischen Effekte von Steroiden zeigen ebenfalls, daß die antiinflammatorische Wirkung mit unerwünschten Nebenwirkungen, z.B. einer möglichen erhöhten Infektanfälligkeit, verbunden sein kann, wenn gleichzeitig die Phagozytoseaktivität von Makrophagen und Granulozyten, und damit wichtige antigenunspezifische Abwehrmechanismen, supprimiert werden.

Immunsuppressive Wirkung

Tab. 2 zeigt die Glukokortikosteroideffekte auf das Immunsystem. Bekannt ist, daß eine langanhaltende Steroidmedikation zu einer Lymphopenie und Monozytopenie führen kann, wobei dies zum Teil - wie in Abb. 1 dargestellt - durch eine Umverteilung der Zellen im Intra- und Extravasalraum bedingt ist. Wie die Abbildung zusätzlich zeigt, ist der Effekt einer Steroidtherapie auf die Umverteilung peripherer Blutzellen mit einem Maximum von vier bis acht Stunden relativ kurzfristig, wobei eine Normalisierung in der Regel innerhalb von 72 Stunden festzustellen ist. Die Erholungsphase ist dabei besonders für eosinophile und basophile Granulozyten verlängert. Lymphozyten diffundieren unter einer Steroidmedikation ebenfalls im perivaskulären Raum. Die unter Steroidmedikation zu beobachtende anhaltende Lymphopenie beruht jedoch vorwiegend darauf, daß Glukokortikosteroide den Nachschub von Lymphozyten aus den Organen des lymphatischen Systems inhibieren.

Wie aus Tab. 2 weiterhin zu entnehmen ist, kommt es durch Glukokortikosteroide zu einer Hemmung der IL-2-Wirkung aktivierter T-Zellen

Tab. 2: Kortikosteroidwirkungen auf das Immunsystem

B Immunsuppressive Wirkung

1. Induktion von Lympho- und Monozytopenie
   durch Umverteilung

2. Hemmung:	- der IL-2-Wirkung auf aktivierte T-Zellen
	- der IL-2- und Interferon-Gamma-Produktion durch T-Zellen
T-Zellen	- T-Zellproliferation auf Mitogene und Antigene
	- der DTH-Reaktion
3. Verminderung:	- der absoluten Zahlen von CD4- und T-Zellen
	- Antigenpräsentation

B-Zellen
1. Verminderung: - der B-Zellen
- der Serum-Ig-Konzentration
(Katabolismus, verminderte
Produktion)

	Absolute Zahl von Blutzellen in der Zirkulation	Relative Proportion der Zellen	Ausgeprägter Effekt nach (Std.)	Zeit bis zur Rekonstitution nach (Std.)
Neutrophile	↑↑	↑↑	4 - 6	24
Eosinophile	↓↓	↓↓	4 - 8	72
Basophile	↓↓	↓↓	8	72
Monozyten	↓↓	↓↓	4 - 6	24
Lymphozyten	↓↓	↓	4 - 6	24
T-Lymphozyten	↓↓	↓↓	4 - 6	24
B-Lymphozyten	↓	↑	4 - 6	4

Abb. 1: In vivo glukokortikoidinduzierte Veränderungen zirkulierender Blutleukozyten

sowie zur Produktion von Interleukin 2 und Interferon Gamma durch T-Zellen. Wir berichten einen unterschiedlichen Effekt auf die mitogeninduzierte Lymphoproliferation. So wurde eine verminderte Concanavalin-A sowie Pokeweed-Mitogen- und antigeninduzierte Lymphozytenreaktion nach in-vivo-Glukokortikosteroidgaben beobachtet. Die phytohämagglutininduzierte Lymphozytenproliferation war nicht unterdrückt. In diesem Zusammenhang ist der in-vivo-glukokortikosteroidinduzierte supprimierende Effekt auf die autologe gemischte Lymphozytenreaktion zu erwähnen, wobei sich spontane Zytotoxizitätsmechanismen und damit die antikörpervermittelte zelluläre Zytoxizität eher gesteigert zeigten. Wie klinischen Kollegen bekannt ist, kann die sogenannte verzögerte Immunreaktion bei einer Hauttestung, die Delayed-type-hypersensitivity-Reaktion (DTH-Reaktion), unter einer Steroidmedikation vermindert sein. Vermindert zeigen sich auch die absoluten Zahlen der CD4-positiven Thymus-Helferzellen. Auf die inhibierende Wirkung der Antigenpräsentation wurde bereits eingegangen. Wirkungsmechanismen von Glukokortikosteroiden auf das B-Zellsystem sind noch weniger untersucht als immunsuppressive Effekte auf T-Lymphozyten. Bekannt ist eine Depletion von B-Zellen unter einer Steroidmedikation bis zum Auftreten eines sekundären Antikörper-Mangelsyndroms. Berichtet wurde vorwiegend ein Abfall der IgG- Fraktion. Neben einem gesteigerten Katabolismus wird eine verminderte Immunglobulinsynthese unter einer Glukokortikosteroidmedikation als Ursache für diese Beobachtung diskutiert.

Zusammenfassend ist festzustellen, daß sich unsere Kenntnisse über Effekte von Glukokortikosteroiden auf unterschiedliche Mechanismen unseres Immunsystems, antigenspezifisch wie antigenunspezifisch, zwar erheblich erweitert haben, besonders hinsichtlich der Glukokortikosteroideffekte auf die Expression und Produktion von Zytokinen, daß wir jedoch noch immer nicht in allen Einzelheiten den exakten Mechanismus der antiinflammatorischen wie der immunsuppressiven Wirkung von Glukokortikosteroiden verstehen. Weiteren Studien wird es vorbehalten bleiben müssen, unsere Kenntnisse in dieser Hinsicht zu erweitern, um das Prinzip der steroidmediierten antiinflammatorischen wie auch immunsuppressiven Wirkung weiter zu verbessern.

Kortikosteroide und AIDS

H. Jäger

Einleitung

Die HIV-Erkrankung ist eine neue Infektionskrankheit, die sich seit Beginn der 80er Jahre epidemieartig in mehr als 160 Ländern ausgebreitet hat. Klinisch kennzeichnend sind opportunistische Infektionen und Tumoren oder das sogenannte Wasting-Syndrom.
Hervorgerufen durch das humane Immundefektvirus (HIV) betrifft AIDS - das erworbene Immunsyndrom - in Nordamerika und Mitteleuropa in erster Linie immer noch homo- und bisexuelle Männer und Drogen benutzende Männer und Frauen. In Afrika und den meisten anderen Entwicklungsländern (z. B. Indien) erfolgt die Ausbreitung vor allem auf heterosexuellem Weg. In Deutschland ist zur Jahresmitte 1992 mit etwa 8 000 bis 9 000 Patienten zu rechnen, die das Vollbild aufweisen (kumulative Statistik, die Hälfte dieser Patienten ist bereits verstorben), und mit insgesamt 60 000 HIV-Infizierten. Weltweit scheint es angemessen, davon auszugehen, daß sich jeden Tag etwa 5 000 Menschen neu infizieren und bisher ca. 10 Mio. HIV-Infektionen vorliegen (WHO-Schätzung). Neben dem als Hauptpathomechanismus gewerteten Virusinfekt, der zu

Tab. 1: Häufige Symptome der HIV-Erkrankung

<table>
<tr><td>

Müdigkeit/Abgeschlagenheit
Fieber
Nachtschweiß
Durchfälle
Kopfschmerzen
Gelenkbeschwerden
Lymphknotenschwellungen
Gewichts-/Appetitverlust

</td></tr>
</table>

Tab. 2: Klinische Veränderungen mit möglicher autoimmunologischer
Komponente im Rahmen der HIV-Infektion

Gelenkbeschwerden
Psoriasis
Thrombopenien
Aphthöse Ulzerationen
Hauthypersensitivität
Periphere Polyneuropathie
Myopathien, rheumatische Beschwerden
Hepatitiden

einer langsamen Verminderung der T-Helfer(CD- 4)-Zellen führt, mit
deren Hilfe er sich repliziert, muß auch von einer Beeinflussung der
humoralen Immunität ausgegangen werden. Die fast in allen Fällen zu
findende Gamma-Globulinvermehrung (polyklonale Dysproteinämie)
deutet darauf hin. Virustase und der – bisher wenig erfolgreiche – Versuch der Immunrestauration sind demzufolge in den letzten Jahren zu
den Hauptprinzipien der HIV-Behandlung geworden.

Autoimmunität

Seit Ende der 80er Jahre haben verschiedene Forscher [9, 10] zunehmend darauf hingewiesen, daß – ausgelöst durch die Infektion mit dem
menschlichen Immundefektvirus HIV – AIDS auch mit einer starken
autoimmunologischen Komponente einhergeht. Zirkulierende Immunkomplexe und die Aktivierung der Komplement-Kaskase sind nur zwei
der bisher vermuteten physiologischen Substrate der Autoimmunität.
Im klinischen Bereich ist inzwischen eine Gruppe von autoimmunologischen Symptomen der HIV-Erkrankung bekannt geworden, die in der
Tabelle 2 zusammengefaßt sind.

Therapie der HIV-Infektion

Entwicklung
Zur Standardtherapie der HIV-Infektion zählen heute Nukleosidanalo-
ge wie AZT - Azidothymidin (Retrovir), ddI- Didesoxyinosin (Videx)

147

oder ddC - Didesoxyicytidin (Hivid). Die Mortalität von AIDS-Patienten konnte durch die Virustase mit AZT [6] nach 6, 12 und 18 Monaten Beobachtungszeit signifikant gesenkt werden. In Kombination mit einer gleichzeitigen Prophylaxe der bisher häufigsten klinisch relevanten opportunistischen Infektion, der Pneumocystis carinii-Pneumonie, wird dieser Effekt sogar noch verstärkt und ist auch nach 24 Monaten signifikant. Neuere Versuche der Virusschadensbegrenzung schließen Konzepte wie etwa TAT- oder Proteaseinhibitoren oder Vaccine-Versuche ein.

Zu Beginn der AIDS-Epidemie empfahlen manche Kliniker den HIV-Test, um nicht einem Infizierten „versehentlich" Kortikosteroide (wegen einer anderen Erkrankung) zu verabreichen. Die beiden letzten Jahre sind von der zunehmenden Einsicht gekennzeichnet, daß Kortikosteroide bei bestimmten Indikationen im Rahmen des erworbenen Immundefektsyndroms einen wichtigen, teilweise entscheidenden therapeutischen Fortschritt bedeuten [7]. Auch anfängliche Skeptiker eines Cortisoneinsatzes beim „immungeschwächten" Patienten haben inzwischen aufgrund wissenschaftlich abgesicherter Veröffentlichungen, z. T. auch aufgrund empirischer Erfahrungen großer Arbeitsgruppen, den z. T. erheblichen Wert dieses Therapiekonzeptes feststellen können. Begreiflicherweise hatten es Onkologen hierbei etwas leichter als Infektiologen.

Mögliche Nebenwirkungen einer Kortikoidtherapie

Mehrere in vitro-Experimente haben gezeigt, daß Glukokortikoide die HIV-Reproduktion in infizierten Zellinien stimulieren können [19, 20]. Andere Studien [8], die an den National Institutes of Health in den USA durchgeführt wurden, zeigten, daß Dexamethason und Hydrocortison in Verbindung mit TNF (Tumor Necroses Factor) und Gamma-Interferon die Virusproduktion verstärken, wie anhand der Reverse Transkriptase Aktivität gezeigt wurde. Dieser Effekt war jedoch bei alleiniger Inkubation der Zellen mit Glukokortikoiden nicht nachweisbar.

Es stellt sich die Frage, wie weit diese in-vitro-Experimente auf die klinische Wirklichkeit übertragbar sind. In diesem Zusammenhang wird in erster Linie die Reaktivierung von Infektionen, etwa Mykobakteriosen oder Tumoren, als ein möglicher Faktor angesehen, der gegen den Einsatz von Kortikosteroiden sprechen könnte. In der Literatur, auch auf den internationalen AIDS-Kongressen, ist bisher jedoch nur kasuistisch und in Einzelfällen über klinische Progression, z. B. eines Kaposi-Sarkoms [11], Mitteilung gemacht worden, während sich prospektive Studien an größeren Kollektiven, die den Benefit der Cortisontherapie belegen, zunehmend häufiger finden.

Andere theoretisch und praktisch zu beachtende Nebenwirkungen bilden die bekannten Effekte der Glukokortikoide: gastrointestinale Ulzerationen, Hyperglykämien, Hypertonus, Cushing-Syndrom, Myopathien oder psychotische Dekompensationen. Sie wurden jedoch in Veröffentlichungen im Zusammenhang mit AIDS bisher erstaunlicherweise nur außerordentlich selten mitgeteilt.

Bei vorbestehendem Soor muß, auch bei suffizienter Vorbehandlung, unter Cortisonbehandlung allerdings durchaus mit einer Reaktivierung gerechnet werden.

Die tuberkulöse Meningitis stellt inzwischen ebenso eine Indikation für den Einsatz etwa von Dexamethason dar wie die kindliche bakterielle Meningitis [14]. Auf die letztgenannte Studie wird wegen ihrer Wichtigkeit verwiesen, wenngleich sie sich nicht primär auf HIV-infizierte Kinder bezieht.

Indikationen für Kortikosteroide

Die folgenden Abschnitte sollen empirisch erarbeitete und wissenschaftlich belegte Indikationen der Glukokortikoide im Rahmen der HIV-Infektion darstellen. Eine sehr differenzierte Auflistung findet sich bei TORRES [21]. Seine eigene praktische Erfahrung hat ULMER 1991 in einer Kasuistik dargestellt [22]. Die Tabelle 3 zeigt eine Übersicht der Indikationen.

Pneumocystis carinii-Pneumonie

Die adjuvante Kortikoidtherapie zur Behandlung der Pneumocystis carinii-Pneumonie in Verbindung mit hochdosierter Sulfamethoxazol-Trimethoprimgabe ist bisher die akademisch am stärksten abgesicherte Indikation im Rahmen von AIDS. Eine detaillierte Übersicht und Diskussion der hierzu vorgelegten Studien findet sich bei SCHLAGHECKE [16]. Die PCP ist auch ein gutes Beispiel für die Tatsache, daß - wie bei neuen Erkrankungen nicht anders zu erwarten - Theorie und Praxis oft erheblich auseinanderklaffen. Theoretisch war davon auszugehen [23],

Tab. 3: Mögliche Indikationen für Kortikosteroide im Rahmen der HIV-Infektion

Pneumocystis carinii-Pneumonie
Kaposi-Sarkom der Lunge (fraglich des Magens)
Lymphome (zytostatische Protokolle, evtl. palliativ)

Toxoplasmose und andere zerebrale Prozesse
(bei ausgeprägtem Hirnödem)

Wasting-Syndrom (Appetit steigt, Gewicht steigt)

Periphere Polyneuropathie

Unklare Krankheitsbilder, (z. B. Myasthenia gravis, Lebertumoren und
Anämie unklarer Genese, FUO), akuter zerebraler Überdruck
Thrombopenie (Interventionsgrenze?, evtl. andere Substanzen?)

Allergische Reaktionen (z. B. bei SMX-TRP oder anderen
Sulfapräparaten)
Topische Anwendungsformen Dermatologie/Ophthalmologie

daß sich Kortikoide, wie in einem Rattenmodell zur Auslösung der PCP gezeigt wurde, eher negativ auf den klinischen Verlauf auswirken würden. Praktisch wird heute kaum noch eine mittelschwere oder schwere PCP ohne adjuvante Cortisongabe behandelt. Die meisten dieser Pneumonien lassen sich dadurch heute auch ambulant und ohne die früher üblichen, wochenlangen Krankenhausaufenthalte erfolgreich bekämpfen. Wahrscheinlich besteht der Benefit in der antiinflammatorischen Wirkung der Kortikosteroide. Stellvertretend für die dem Consensus statement von 1990 [13] zu entnehmende Empfehlung von Kortikoidgaben soll die Studie von BOZZETTE [3] erwähnt werden, in die im Rahmen einer randomisierten kontrollierten Studie 333 Patienten, von denen bei 252 eine PCP belegt war, einbezogen wurden. Die Verumgruppe erhielt 40 mg Prednison zweimal täglich zusätzlich zum SMZ-TMP, die Plazebogruppe erhielt die bis dahin übliche Standardtherapie ohne Cortison. In der Kortikoidgruppe waren das kumulative Risiko für respiratorische Insuffizienzen, die Notwendigkeit maschineller Beatmung und die Letalität signifikant geringer als in der Vergleichsgruppe [12].
Wie weitere Studien belegen [5], sollte die Kortikoidtherapie so schnell wie möglich einsetzen, zumindest innerhalb der ersten 72 Stunden (Tab.4). Nach eigener Erfahrung ist eine Anfangsdosis von 40 mg bis evtl. 60 mg Prednison, Prednisolon oder Fluocortolon, die nach spätestens

einer Woche mittelschnell reduziert werden sollte, ausreichend. Hustenreiz, Atemnot und Fieber, die klassische Symptomentrias der Pneumocystis carinii-Pneumonie sind in der Regel unter Kortikoidtherapie deutlich schneller rückläufig. Durch die erfolgreiche Prophylaxe mit inhaliertem Pentamidin (300 mg einmal pro Monat) oder Sulfamethoxazol-Trimethoprim (3 x 1 Tabl. forte pro Woche) sind voll ausgebildete, durch Pneumozysten hervorgerufene Pneumonien heute deutlich seltener als früher, werden aber vor allem noch bei stark zur Verdrängung neigenden, z. B. bisexuellen Männern oder jungen homosexuellen Männern, denen ihre HIV-Infektion unbekannt ist, gesehen.

Kaposi-Sarkom

Das Kaposi-Sarkom der Lunge, meist erst dann auftretend, wenn das Integument generalisiert diffus betroffen ist, spricht auf praktisch alle bisher bekannten Therapiemodalitäten eher schlecht an. Eventuell besteht in liposomal verkapseltem Doxorubicin oder Daunoblastin (Daunoxom) eine verstärkte mögliche Hilfe. Kaposi-Sarkome bei Patienten mit mehr als 200 T4-Zellen - meist nicht behandlungsbedürftig, da eher kosmetisch störend - haben eine hohe, Kaposi-Sarkome bei Patienten mit weniger als 100 CD4-Zellen grundsätzlich eine niedrige Ansprechrate und kurze Responsezeit für alle therapeutischen Substanzen (Interferon, Chemotherapie mit Vinblastin oder ABV-Kombinationstherapien). Kleine KS- Läsionen des Magens können erfolgreich gelasert werden, bedürfen aber meist keiner Therapie.
Die schwer behandelbare Atemnot bei Befall der Lunge mit KS kann z. T. über Monate gut auf 40 - 50 mg Prednison, Prednisolon oder Fluocortolon ansprechen.

Lymphome

Die Inzidenz, u. a. von Non-Hodgkin High Grade Lymphomen, ist bei AIDS-Patienten gegenüber einer altersgleichen Kontrollgruppe, insbesondere in späten Phasen der Erkrankung, deutlich erhöht. Es hat sich gezeigt, daß Chemotherapieprotokolle (z. B. vier bis sechs Zyklen CHOP) meist eine gute Ansprechrate aufweisen. Die Responsedauer wird allerdings zum Erfolgskriterium der Therapie. Sie ist meist kurz. Gegenüber den üblichen Schemen sollte der Cyclophosphamid (Endoxan)-Anteil eher klein gehalten werden, da sich sonst die Lebenserwartung durch die Therapie eher verkürzt.

Kortikosteroide sind fester Bestandteil der Therapieprotokolle. Inzwischen sind deutlich längere Überlebenszeiten bei einigen HIV-infizierten Lymphompatienten bekannt geworden. Abweichend von den üblichen Schemen kann eine eher niedrig dosierte Dauertherapie mit Prednison, Prednisolon oder Fluocortolon sinnvoll sein.

Wasting-Syndrom

Eine bisher noch sehr zurückhaltend beschriebene, dennoch klinisch notwendige Indikation stellt der zunehmende unklare, manchmal von Durchfällen begleitete Gewichtsverlust dar, der als Wasting-Syndrom bezeichnet wird. Voraussetzung einer erfolgreichen Behandlung ist hier, daß zunächst die bestehenden Möglichkeiten der Virustase und der gezielten antibiotischen Therapie möglicher opportunistischer Infektionen, insbesondere auch der Tuberkulose und des Mycobakterium avium Komplexes, ausgenutzt worden sind. Bei einem bisher in seiner Größe noch schwer einzuschätzenden Teil der Wasting-Syndrom-Patienten bessern sich unter Kortikoiden Gewicht und Appetit ebenso deutlich wie die Stimmung. Bei anderen, ähnlich gelagerten Krankheitsbildern ist dagegen kein Ansprechen auf Kortikosteroide feststellbar. Eine zuverlässige Diskriminierungsmöglichkeit zwischen beiden Patientengruppen ist bisher (noch) nicht bekannt. Im Zweifelsfall sollte der Versuch mit 40 mg Prednison, Prednisolon oder Fluocortolon unternommen werden.

Neurologische Krankheitsformen

Toxoplasmose

Mehr als 90 % der Krampfanfälle von HIV-infizierten Menschen gehen auf eine Gehirntoxoplasmose zurück. Sie kann nicht serologisch festgestellt werden. Bei HIV-Infizierten läßt die Serologie grundsätzlich, also auch bei anderen Infektionen, sieht man von der Lues oder der Hepatitis ab, keine sicheren Rückschlüsse zu. Diagnostisch ausschlaggebend ist das kontrastmittelangereicherte Computertomogramm des Gehirns oder zunehmend auch das NMR (Kernspintomogramm).

Wenn, was häufig der Fall ist, gehirnödembedingte Kopfschmerzen die

Toxoplasmose begleiten, sollte mit dem Einsatz von 3 x 4 mg Dexamethason nicht gezögert werden, die zusätzlich zur üblichen Behandlung – Pyrimethamin und Sulfadiazin oder Clindamycin – gegeben werden.

Periphere Polyneuropathien

Die dem Guillain-Barré-Syndrom vergleichbaren aufsteigenden Beschwerden der meist besonders die Sensibilität betreffenden Veränderungen der peripheren Polyneuropathie werden meines Erachtens nach in den letzten Jahren im Vergleich zu vorher seltener gesehen. Parästhesien im Bereich der Zehen, die, verbunden mit Gefühllosigkeit oder Schmerzen, dann über den Mittelfuß und Malleolarbereich bis in die Unterschenkel oder höher symmetrisch verteilt auftreten, kennzeichnen das Bild. Das heute relativ seltenere Vorkommen könnte auf den Einsatz von AZT oder auch auf den deutlich angestiegenen Einsatz von Vitaminen zurückzuführen sein.
Falls die üblichen Analgetika (nichtsteroidale Antirheumatika, wie z. B. Diclofenac) nicht ausreichen, kann eine Kombination von Antidepressiva und Kortikosteroiden eingesetzt werden. Sollte damit keine ausreichende Schmerzkontrolle erzielt werden, müssen Opiate verabreicht werden.

Rheumatische Krankheitskomplikationen

Myopathien
11 von 51 Patienten (20 %) ohne AZT-Behandlung entwickelten in einer Studie des New Yorker Mount Sinai Hospitals Myopathien über einen Dreijahreszeitraum [17]. Eine zunehmende Muskelschwäche, oft mit Beschwerden besonders beim Treppensteigen und beim Aufstehen aus einem Stuhl, verbunden mit Myalgien, Verspannungen und allgemeinem Kräfteabfall, kennzeichnen das Bild. Die Kreatinkinase kann bis zum Zwei- bis Vierfachen der Norm erhöht sein. Muskelbiopsien sind in 83 bis 90 % der Fälle auffällig. Die Pathogenese dieser HIV-assoziierten Myopathie ist unklar. 60 mg Prednisonäquivalent werden als Anfangsdosis empfohlen. Die Dosisminderung richtet sich nach dem klinischen Verlauf.
Die als Reiter-Syndrom bezeichnete Symptomentrias aus Arthritis, Konjunktivitis und Urethritis bzw. Dysenterie wird bei Patienten teilweise

vor dem Auftreten von opportunistischen Infektionen oder Neoplasmen beobachtet. Intraartikuläre Steroidinjektionen und topische, fluorierte Kortikoide werden erfolgreich bei HIV-Erkrankten eingesetzt [21].

Dermatologische Aspekte

Hypersensitivitätsreaktionen der Haut werden bei 40 bis 50 % der meist mit hohen Dosen Sulfamethoxazol-Trimethoprim behandelten Patienten typischerweise um den 9. und 10. Behandlungstag und vermehrt bei oraler Gabe gesehen. Die Pneumocystis carinii-Infektion kann, ebenso wie die Toxoplasmose, den weiteren Einsatz von Sulfapräparaten aus vitaler Indikation erfordern. Viele Ärzte entschließen sich in einer solchen Situation zur fortgesetzten Therapie unter Kortikoidgabe [1]. Während bei medikamentenbedingten Hypersensitivitätsreaktionen und schweren psoriasiformen Verläufen meist ein systemischer Einsatz zu erwägen ist, können einige, durch die HIV-Infektion bedingt auftretende Hautveränderungen eher der topischen Kortikoidbehandlung zugänglich sein. HIV-bedingte Augenveränderungen erfordern darüber hinaus manchmal die lokale Behandlung mit kortikoidhaltigen Medikamenten.

Thrombopenien

Die bei Drogengebrauchern häufiger als bei homosexuellen Männern zu findenden HIV-bedingten Thrombopenien sollten zunächst daraufhin geprüft werden, ob sie überhaupt behandlungsbedürftig sind. Thrombozytenzahlen über 20 000 bedürfen meist keiner Therapie, sondern sollten nur beobachtet werden. Bei unter 20 000 Thrombozyten können petechiale Blutungen an den unteren Extremitäten, Nasenbluten oder auch Blasenbluten auftreten. Eine lebensbegrenzende innere oder auch zerebrale Blutung ist aus dem eigenen Krankengut, auch nach Rücksprache mit anderen erfahrenen Kollegen, nicht bekannt geworden. Über mehrere Monate traten bei einem Patienten mit Thrombozytenzahlen zwischen 6 000 und 10 000 keine Blutungen auf. Die Entscheidung zur aktiven Therapie fällt also berechtigterweise meist erst in einem relativ fortgeschrittenen Stadium. AZT verbessert die Thrombopenie oft um 90 - 100 %, meist zu Beginn der Behandlung, manchmal jedoch auch erst nach wochenlanger Einnahme dieses Medikamentes. Milzexstirpationen führen meist zu einer zunächst überschießenden Thrombozytose und scheinen die Infektanfälligkeit nicht grundsätzlich zu vergrößern. Immunglobulingaben (hochdosiert) können insbesondere zu kurzfristiger Anhebung der Thrombozyten führen, wie dies z. B. vor Operationen sinnvoll sein kann. Hierfür können auch Thrombozytenkonzentrate eingesetzt werden.

Auch die Cortisongabe stellt insgesamt keine bei allen Patienten befriedigende Alternative dar. Einzelne Patienten sprechen jedoch auf Anfangsdosierungen an, die eher hoch gewählt sein sollten (150 mg Prednisonäquivalent).

Unklare Krankheitsbilder

Kasuistik

Monatelang bestehende Fieberschübe unklarer Genese, verbunden mit transfusionsbedürftiger Anämie und massiver Hepatosplenomegalie und Erhöhung der alkalischen Phosphatase (um 600) bei einem 30jährigen homosexuellen Patienten besserten sich unter 50 mg Fluocortolon dramatisch. Der Patient wird jetzt seit zwei Jahren mit einer Erhaltungsdosis um 7,5 mg pro Tag behandelt. Sein Immunsystem hat sich in dieser Zeit nicht wesentlich verändert (CD4-Zellen um 400). Leber- und Knochenmarkspunktionen blieben ohne diagnostische Aussage, ebenso wie mehrere kraniale Computertomogramme. Leber und Milz haben sich auf Normalgröße zurückgebildet, eine Anämie liegt nicht mehr vor. Dieser Fall belegt, daß - wenn nötig - HIV-Patienten auch über lange Zeiträume mit Kortikosteroiden erfolgreich behandelt werden können und der versuchsweise Einsatz der Substanz bei unklaren und sonst therapieresistenten Krankheitsbildern berechtigt erscheint.

Bei einigen Patienten sind auch nach mehr als vierjähriger Kortikosteroidtherapie keine wesentlichen Nebenwirkungen oder Verschlechterung ihrer HIV-Erkrankung beobachtet worden [18].

Pathophysiologie/Endokrinologie

Ein ausreichendes Erklärungsmodell für die Wirkung von Kortikosteroiden im Rahmen der HIV-Infektion steht noch aus. In erster Linie ist an eine antiinflammatorische Wirkung sowie an eine Beeinflussung von Autoimmunfaktoren zu denken. RUFFI [15] weist darauf hin, daß sich im Autopsiegut zwar häufig Nekrosen der Nebennierenrinde feststellen lassen, die klinische Diagnose einer Nebennierenrindeninsuffizienz

Tab. 4: Dosierungsvorschläge für Kortikosteroide bei HIV-Erkrankungen

Krankheitsform	Präparat	Anfangsdosierung	Erhaltungstherapie
PCP	P, Pl, F	40 - 60 mg (2 x 20 mg, 2 x 30 mg)	mittelschnell nach einer Woche ausschleichen
Kaposi-Sarkom (Lungenbefall)	P, Pl, F	50 mg (2 x 25 mg)	solange wie notwendig
Lymphom	P, Pl, F	entsprechend des Protokolls meist 50 - 75 mg über 5 Tage	mittelschnell reduzieren, evtl. Dauerdosierung ca. 7,5 - 10 mg pro Tag
Toxoplasmose (cerebrales Ödem)	Dx	3 x 4 mg, solange Kopfschmerz vorhanden	meist nicht notwendig
Wasting-Syndrom	P, Pl, F	50 mg (2 x 25 mg)	bei Besserung auf 20 mg reduzieren
Periphere Polyneuropathie	P, Pl, F	100 mg (2 x 50 mg)	langsam evtl. auf 40 mg reduzieren und niedrige Erhaltungsdosis anstreben
Unklare Krankheitsbilder (Fieber, Anämien, Hepatosplenomegalie	P, Pl, F	50 mg	langsam unter die Cushing-Schwelle reduzieren
Thrombopenie	P, Pl, F	150 mg für 3 Tage	schnell reduzieren auf 50 mg, dann langsam unter Cushing-Schwelle
Allergie (schwere Verlaufsform)	P, Pl, F	2 x 20 mg	nach Abklingen absetzen
Topische Anwendung	Mp	2 - 3 x Salbe auftragen	nach Besserung bald absetzen

P = Prednison, Pl = Prednisolon, F= Fluocortolon,
Dx = Dexamethason, Mp = Methylprednisolon

Bei den unterschiedlichen Indikationen sollte die notwendige Tagesdosis auf eine morgendliche und eine mittägliche Gabe verteilt werden. Auch unter Berücksichtigung anderer, parallel laufender Therapien, z. B. mit AZT, sollte man beim Auftreten von Beschwerden eine Magenschutztherapie, z. B. mit Rantidin (2 x 150 mg Zantic oder Sostril), durchführen. Grundsätzlich sollte außer in seltenen, klinisch gravierenden Situationen, die i. v.-Gaben erfordern, oral therapiert werden. Intravenöse Gaben können zur Verbesserung der Verträglichkeit von Transfusionen oder Infusionen notwendig werden. Bei den meisten Patienten – ein bekannter Cortisoneffekt – verbessert sich die oft depressive Grundstimmung durch die Kortikosteroidtherapie.

jedoch selten gelingt. In seiner Studie an 98 HIV-Patienten sind lediglich bei 9 % der untersuchten Erkrankten niedrige Serum-Cortisolkonzentrationen ($<$ 70 ng/ml) oder Poststimulationswerte ($<$ 200 ng/ml) festgestellt worden.

BRICAIRE [2] beschreibt in einer Autopsiestudie Nebennierenrindenabnormitäten bei 64 von 83 Patienten (77 %). 37 hatten mehr entzündliche, 22 mehr nekrotische Veränderungen. Die maximale während der Autopsie festgestellte Nekrose war geringer als 70 %, oft kleiner als 55 %. Dies ist wesentlich weniger, als für eine klinisch relevante NNR-Insuffizienz notwendig wäre.

Auch DOBS [4] berichtet über eine relativ geringe Rate an klinisch relevanten NNR-Unterfunktionen.

Literaturverzeichnis

1   AGUILAR X, RUIZ J, CLOTET B, ROIG J. The use of corticosteroids in the control of the adverse effects of contrimazole in AIDS patients suffering from PCP. AIDS 1991; 3 (6): 777-778.
2   BRICAIRE F, MARCH C, ZOUBI D, PERRONNE C et al. Adrenal lesions in AIDS: anatomopathological study. Ann Med Interne (Paris) 1987; 138 (8): 601-609.
3   BOZETTE SA, SATTLER FR, CHIU J et al. A controlled trial of early adjunctive treatment with corticosteroids for pneumocystis carinii-pneumonia in the acquired immunodeficiency syndrome. N Engl J Med 1990; 323: 1451-1457.
4   DOBS AS, DEMPSEY MA, LADENSON PW, POLK BF. Endocine disorders in men infected with human immunodeficiency virus. Am J Med 1988; 84: 611-614.
5   GAGNON S, BOOTA AM, FISCHL MA, BAIER H, KIRKSEY OW, LA VOIE L. Corticosteroids as adjunctive therapy for severe pneumocystis carinii-pneumo-

nia in the immunodeficiency syndrome: a doubleblind, placebo-controlled trial. N Engl J Med 1990; 323: 1444-1450.

6 GRAHAM NMH, ZEGER SL, LAWRENCE P, VERMUND STH, DETELS R, RINALDO CR, PHAIR JP. The effects on survival of early treatment of human immunodeficiency virusinfection. N Engl J Med 1992; 326: 1037-1042.

7 JÄGER H. Wann Kortison bei AIDS? Ärztliche Praxis 1991; 43: 5.

8 JUSTEMENT JS, POLL AS, FAUCI A. Glucocorticoids act synergistically with recombinant cytosines to induce HIV expression in chronically infected pro-monocyte cells. VIth International Conference on AIDS, San Francisco 1990; (Abstract S.A. 322).

9 KUNZE R. Immunologische Untersuchungen zur Wertung der Autoimmunität bei HIV-Infektionen. Symposium: Autoimmunologische Aspekte HIV-Erkrankung und therapeutische Ansatzpunkte. München, November 1990.

10 LANGE M. Immunphysiologische Aspekte der Autoimmunität. Komplementaktivierung im Rahmen der HIV-Infektion. Münchner AIDS-Tage 1990, Kongreßband S 38-39.

11 MEDRANO FJ, AGUADO I, ANDREU J, CALDERON E et al. Steroid-related bronchopulmonary Kaposi's sarcoma in a homosexual man with AIDS. VIIth International Conference on AIDS, Florence 1991; (Abstract B.M.2146).

12 MONTANER JS, LAWSON IM, LEVITT N, BELZBERG A, SCHLECHTER MT, RUEDY J. Corticosteroids prevent early deterioration in patients with moderately severe pneumocystis carinii-pneumonia and the acquired immunodeficiency syndrome (AIDS). Ann Intern Med 1990; 113: 14-20.

13 The National Institute of Health-University of California expert panel for corticosteroids as adjunctive therapy for pneumocystis pneumonia. Consensus statement on the use of corticosteroids as adjunctive therapy for the pneumocystis pneumonia in the acquired immunodeficiency syndrome. N Engl J Med 1990; 323: 1500-1504.

14 ODIO CM. The beneficial effect of early dexamethazone administration in children with bacterial meningitis. N Engl J Med 1991; 324: 1525-1531.

15 RUFFI F, BRISSEAU JM, PLANCHON B, RÉMI JP, BARRIER JH, GROLLEAU JY. Endocrine function in 98 HIV-infected patients: a prospective study. AIDS 1991; 5: 729-733.

16 SCHLAGHECKE R. Der Einsatz von Glukokortikoiden im Rahmen der Behandlung der Pneumocystis-carinii-Infektion. In: JÄGER H (Hrsg.). Die HIV-Erkrankung, medizinische und psychosoziale Aspekte zu Beginn der 90er Jahre. Ecomed: Landsberg, Lech 1991.

17 SIMPSON DM. Myopathy associated with human immunodeficiency virus (HIV) but not with zidovudine. Ann Int Med 1988; 109: 842.

18 SIMPSON DM, WOLFE DE. Neuromuscular complications of HIV infection and its treatment. AIDS 1991; 5 (8): 917- 126.

19 SOUDEYNS H, SCHNEIDER W, GELEZIUNAS R, SHYAMALA G, WAINBERG MA. Effect of hydrocortisone on the replication of HIV-1 in different cell types. Vth International Conference on AIDS, Montréal 1989; (Abstract T.C.P. 110).

20 SOUDEYNS H, GELEZIUNAS R, HISCOTT J, SHYAMALA G, WAINBERG MA. Effect of hydrocortisone and dexamethasone on steady-state levels of human immunodeficiency virus type-1 mRNA in T-lymphoid cell lines. VIth International Conference on AIDS, San Francisco 1990; (Abstract 1123).
21 TORRES RA, BARR MR. Clinical use of corticosteroids in HIV disease. In: JÄGER H (Hrsg.). AIDS und HIV-Infektion. Ecomed: Landsberg, Lech 1992.
22 ULMER A. Corticosteroide: Erfahrungen mit dem therapeutischen Einsatz bei verschiedenen Indikationen im Rahmen der HIV-Infektion. In: JÄGER H (Hrsg.). Die HIV-Erkrankung, medizinische und psychosoziale Aspekte zu Beginn der 90er Jahre. Ecomed: Landsberg, Lech 1991.
23 YONEDA K, WALZER PD. Experimental Pneumocystis carinii-pneumonia in the rat: mechanism of alveolar injury. Br J Esp Pathol 1981; 62: 339-346.

Diskussion

Frage:
Nur eine kurze Anmerkung zum Komplex Wasting-Syndrom. Es ist aus der Literatur bekannt, daß bei AIDS-Patienten oder HIV-Infizierten eine relative Nebennierenrindeninsuffizienz bestehen kann. Könnte ein positiver Effekt dieser Steroide nicht einfach ein Substitutionseffekt sein?

Antwort:
Wenn wir uns die Literatur daraufhin anschauen, besonders Ruffi aus Nantes hat dazu gearbeitet, dann waren, gemessen am low-base-line oder post-stimulating-response, in seiner Studie neun von 98 AIDS-Patienten mit Nebennierenrindeninsuffizienz. Das sind zehn Prozent, also ziemlich wenig. Es läßt uns also zunächst die Untersuchung dessen, was wir bei Nebennierenrindeninsuffizienz als Grund von solchen Wasting-Syndromen vermuten, im Stich. Die übrigen Forschungen, die dazu durchgeführt worden sind, erbrachten ähnliche Ergebnisse. Nebennierenrindeninsuffizienzen werden beschrieben, sind aber funktionell eher wenig geeignet, die Wirkung zu erklären. Der Haupteffekt könnte ein antiinflammatorischer sein.

Frage:
Herr Jäger, wenn man sich entschließt, Glukokortikoide einzusetzen, geschieht das vor allem bei der PCP, wie Sie gezeigt haben. Spielt es dann überhaupt eine Rolle, daß die Virusreplikation eventuell gefördert wird? Wenn ja, ist es doch wahrscheinlich im Rahmen dieser Studien, die Sie erwähnt hatten, untersucht worden. Wie sind die Ergebnisse?

Stichwortverzeichnis

E

F

G

H

I

U

V

W

Z